Docteur Louis GETTEN
DE LA FACULTÉ DE MÉDECINE DE PARIS

ÉTUDE DU SYNDROME
de
STOKES-ADAMS

(à propos d'un cas de pouls lent permanent
avec vertiges et syncopes)

PARIS
HENRY PAULIN & Cie
ÉDITEURS
21, RUE HAUTEFEUILLE

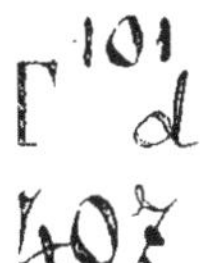

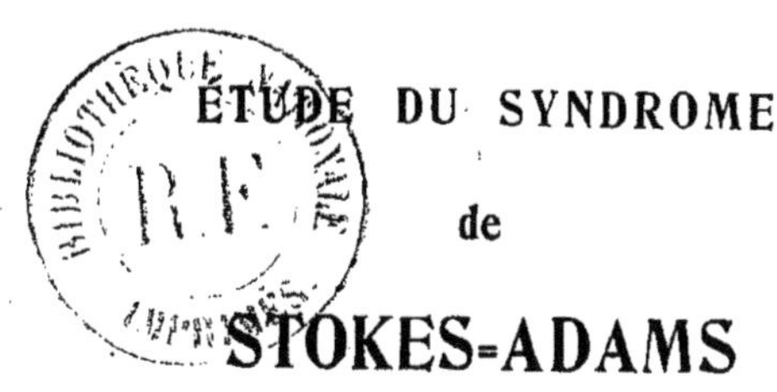

ÉTUDE DU SYNDROME

de

STOKES-ADAMS

(à propos d'un cas de pouls lent permanent avec vertiges et syncopes)

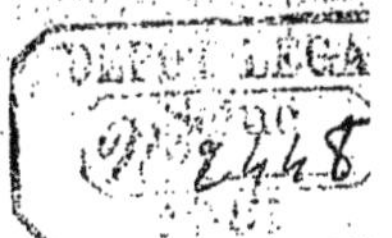

Docteur Louis GETTEN
DE LA FACULTÉ DE MÉDECINE DE PARIS

ÉTUDE DU SYNDROME de STOKES-ADAMS

(à propos d'un cas de pouls lent permanent avec vertiges et syncopes)

PARIS
HENRY PAULIN & Cie
ÉDITEURS
21, RUE HAUTEFEUILLE

A MON PÈRE ET A MA MÈRE

Témoignage de gratitude et d'affection

A TOUS MES MAITRES

A MES PARENTS ET AMIS

A MONSIEUR LE PROFESSEUR A. GILBERT

Professeur de clinique médicale à la Faculté de Médecine de Paris,
Médecin de l'Hôtel-Dieu,
Membre de l'Académie de Médecine,
Officier de la Légion d'Honneur.

En hommage de notre profonde et respectueuse reconnaissance, pour l'honneur qu'il nous fait en acceptant de présider notre thèse.

INTRODUCTION

Le syndrome de Stokes-Adams se caractérise, au point de vue clinique, par un *ralentissement transitoire ou permanent du pouls, accompagné de crises nerveuses*, vertigineuses, syncopales ou épileptiformes.

Dans la première moitié du siècle dernier, deux médecins anglais, Adams et Stokes, attirèrent l'attention sur la coïncidence, dans certains cas, de troubles nerveux graves et de ralentissement du pouls : aussi désigne-t-on cette association morbide, sous le nom de syndrome de Stokes-Adams.

On emploie aussi, à cette occasion, assez communément, l'expression de « pouls lent permanent ». Mais cette dénomination n'est pas toujours exacte : car, souvent, au début, ce n'est qu'à certaines périodes seulement que le pouls est lent (on pourrait mieux dire, avec Brissaud, rare).

*
* *

Dans le service de M. le Pr Gilbert, à l'Hôtel-Dieu, se trouve hospitalisée, depuis environ vingt mois, une malade présentant ce tableau morbide : elle a un pouls ralenti d'une façon permanente (24 à 30 pulsations à la minute), et parfois surviennent, chez elle, des crises syncopales, ou, plus souvent, du moins actuellement, des vertiges.

M. le Pr Gilbert a fait, à propos de cette malade, une série de leçons cliniques, dont nous nous sommes surtout inspiré, pour la rédaction générale de ce modeste travail.

Qu'il nous soit permis de remercier respectueusement notre éminent maître, d'avoir bien voulu nous confier l'observation de cette malade, pour en faire le sujet de notre thèse, ainsi que de nous avoir accueilli avec bienveillance dans son service : nous garderons toujours un souvenir profond de son savant et clair enseignement.

Nous adressons aussi nos sincères remerciements à M. le Dr Jomier, chef de clinique médicale à l'Hôtel-Dieu, à qui nous devons l'idée de ce travail, et à M. le Dr Guilleminot, chef des travaux de physique biologique à la Faculté, pour la bienveillance qu'ils nous ont témoignée.

M. Bull, de l'Institut Marey, a aimablement recueilli les électrocardiogrammes joints à l'observation : nous lui sommes très reconnaissant de son extrême obligeance à notre égard.

* * *

DIVISION DU SUJET

Après un rapide aperçu *historique* sur le syndrome de Stokes-Adams, nous rappellerons quelques *notions concernant la contraction cardiaque* : il est, en effet, nécessaire d'avoir présentes à l'esprit certaines données récentes sur l'anatomie et la physiologie du cœur, pour bien comprendre le trouble du rythme cardiaque qui est à la base de ce syndrome.

Puis nous rapporterons l'*observation* de la malade, dont nous avons déjà, plus haut, dit un mot.

La *symptomatologie*, le *début* et l'*évolution* du syndrome de Stokes-Adams retiendront ensuite notre attention : et nous aurons à indiquer quelques particularités cliniques qu'offre notre malade.

Nous devrons, après, remarquer que quelquefois le ralentissement du pouls ne correspond pas à un égal ralentissement des battements cardiaques : d'où nécessité de distinguer, comme on dit, ces *fausses bradycardies* des bradycardies vraies, puisqu'il peut arriver qu'elles s'accompagnent aussi de troubles nerveux.

Puis, nous étudierons la *pathogénie* du syndrome de Stokes-Adams : nous exposerons les divers ordres d'arguments, sur lesquels repose la théorie pathogénique actuelle de ce syndrome : cela nous amènera à parler des procédés modernes d'exploration du cœur, grâce auxquels, en clinique, peut être établi le diagnostic pathogénique de la bradycardie, origine des accidents nerveux.

Et nous examinerons quelle conclusion on est en droit de tirer sur la pathogénie de la bradycardie chez notre malade.

L'*étiologie*, le *pronostic*, le *traitement* du syndrome de Stokes-Adams feront ensuite l'objet des derniers chapitres.

CHAPITRE PREMIER

APERÇU HISTORIQUE

Déjà Morgagni, en 1761, avait observé, chez deux malades, le ralentissement permanent du pouls. Mais cela avait, pour ainsi dire, passé inaperçu.

En 1827, Adams publie l'observation d'un malade présentant un pouls lent permanent, accompagné d'accidents nerveux graves : le malade avait succombé au cours d'une de ces crises, et l'autopsie indiqua une dégénérescence graisseuse du cœur.

En 1846, Stokes rapporte quelques observations de ralentissement permanent du pouls avec accidents nerveux, et constate aussi, dans certains cas, une surcharge graisseuse du cœur. Il publie un important mémoire à ce sujet, décrivant avec soin les symptômes observés, faisant aussi remarquer l'existence fréquente de lésions valvulaires chez les malades ayant un pouls ralenti.

Adams et Stokes avaient attribué le ralentissement du pouls à une altération du myocarde, entraînant, par une circulation défectueuse de l'encéphale, les crises nerveuses et notamment les syncopes.

Mais les expériences des frères Weber, ayant établi l'action modératrice que le pneumogastrique exerce sur le cœur, on attribua, dès lors, une origine nerveuse au ralentissement du pouls : et dans les diverses observations qu'on rapportait, c'était par une excitation anormale du pneumogastrique ou des centres nerveux dans lesquels ce nerf prend naissance, qu'on cherchait à expliquer les phénomènes pathologiques constatés, tant cardiaques que nerveux, dans ce syndrome en question.

Pour Charcot, l'altération du bulbe ou de la moelle épinière était la cause du pouls lent permanent : cependant, dans la thèse de son élève Blondeau (1879), il avait soin de reconnaître que le pouls lent permanent pouvait quelquefois relever d'une origine cardiaque.

Huchard, quelques années après, indique que l'affection, primitivement étudiée par Adams et Stokes, est due principalement à l'artériosclérose du bulbe, dont l'ischémie détermine les symptômes observés.

Cette théorie de l'origine nerveuse du syndrome de Stokes-Adams, acceptée pendant si longtemps sans conteste, devait cependant être abandonnée.

En effet, la découverte par His junior, en 1895, d'un faisceau musculaire, unissant les oreillettes aux ventricules, jetait un jour nouveau sur le fonctionnement du cœur. Les altérations de ce faisceau allaient permettre d'expliquer le ralentissement du pouls, c'est-à-dire la bradycardie, phénomène essentiel du syndrome de Stokes-Adams : et à l'heure actuelle on peut dire que la théorie de l'origine intracardiaque de ce syndrome (par une lésion de disposition topographique fixe) est définitivement établie, du moins pour l'immense majorité des observations : car il convient d'ajouter, en raison de quelques recherches récentes, que la théorie pathogénique expliquant le syndrome de Stokes-Adams, par l'existence d'une altération organique du faisceau de His, ne s'applique pas exclusivement à tous les cas.

Le grand nombre de documents publiés sur cette question indique assez tout l'intérêt qu'on lui a attaché. En France, il faut citer, tout particulièrement, à Paris, Vaquez et son élève Esmein, à Lyon, Gallavardin, dont les travaux et recherches ont contribué, pour la plus large part, à éclairer l'étude du syndrome de Stokes-Adams.

CHAPITRE II

NOTIONS SUR LA CONTRACTION CARDIAQUE

(Faisceau primitif du cœur. Origine du stimulus cardiaque. Propriétés du muscle cardiaque.)

Pour la compréhension des données récentes sur la contraction cardiaque, il est nécessaire de rappeler d'abord, de façon sommaire, comment s'effectue le développement du cœur.

§ 1. — Tube cardiaque primitif et développement du cœur.

Au stade primitif du développement du cœur, celui-ci n'est constitué que par un tube, *tube cardiaque primitif*, composé presque exclusivement par des *fibres* dites de *Purkinje* ; ces fibres présentent certains caractères histologiques spéciaux, en particulier la *faible striation du protoplasma*, et la *richesse en glycogène*.

Dans un stade plus avancé, le tube cardiaque primitif aura perdu sa forme cylindrique : il sera devenu moniliforme, tout en subissant une incurvation sur lui-même.

Donc, en même temps que des incurvations caractéristiques, des renflements apparaissent sur le tube cardiaque : « au *sinus reuniens*, confluent des veines principales de l'embryon, fait suite un renflement, l'*oreillette primitive* ; l'oreillette primitive est séparée par un léger rétrécissement, le canal auriculaire, d'un renflement plus allongé, le *ventricule primitif*. Ce dernier se continue, après une légère constriction, le détroit de Haller, par le *bulbe aortique* ou artériel... Telle est la disposition, d'après His, que présente l'ébauche cardiaque chez un embryon humain de la troisième semaine... En somme, le cœur de l'embryon humain est alors comparable à celui des poissons, vertébrés non pulmonés, dont la circulation sanguine est unique.

Chez les vertébrés supérieurs aux poissons, l'apparition d'une circulation pulmonaire nécessite un *cloisonnement* plus ou moins complet du cœur. Chez les mammifères, ce cloisonnement est complet, il porte sur toutes les parties du tube cardiaque primitif.

C'est le développement de ce cloisonnement et l'apparition des formations valvulaires nécessaires au fonctionnement du cœur, véritable pompe foulante, qui transforment l'ébauche cardiaque, et lui donnent au moment de la naissance sa structure anatomique définitive. » (Weber.)

Par le cloisonnement de l'oreillette primitive se seront formées les oreillettes ; de même se seront développés les ventricules, par le cloisonnement du ventricule primitif; le bulbe aortique, enfin, se divisant, aura donné naissance à l'aorte et à l'artère pulmonaire.

Mais il convient de faire une remarque importante : c'est que pour le *sinus reuniens*, un phénomène particulier de développement s'est produit, « qui a fait disparaître la constriction séparant le *sinus reuniens* de l'oreillette primitive : *ce confluent veineux est ainsi incorporé à la cavité de l'oreillette primitive*, de telle sorte que les vaisseaux afférents du sinus débouchent désormais sur la paroi postérieure de cette oreillette (embryon humain de quatre à cinq semaines) ». (Weber.)

§ 2. — Vestiges du tube cardiaque primitif dans le cœur adulte.

Au cours de ce développement du cœur, les *fibres de Purkinje qui constituaient le tube cardiaque primitif* se sont progressivement dissimulées dans la masse des fibres myocardiques communes, celles-ci ayant abondamment proliféré, pour arriver à la constitution définitive du cœur.

Mais elles n'ont pas disparu, et c'est leur présence qui indique dans quelles parties du cœur adulte se trouvent les vestiges du tube cardiaque primitif : point important, puisque, comme on le verra plus loin, *c'est le long de ces vestiges du tube cardiaque primitif que court l'excitation destinée à mettre le cœur en mouvement.*

Ainsi, l'on trouve, à l'union de la veine cave supérieure et de l'oreillette droite, un anneau, dont la structure est celle des fibres de Purkinje : cet anneau est surtout visible à la partie antérieure du vaisseau veineux, et il a reçu, du nom des auteurs qui en ont signalé l'existence, l'appellation de *nodule de Keith et Flack* ; on retrouve aussi, entre l'embouchure de la veine cave supérieure et celle de la veine cave inférieure, d'autres fibres de Purkinje : et cette région sera encore désignée sous le nom de *sinus reuniens*, pour rappeler qu'elle est, avec le nodule de Keith et Flack, le vestige du sinus reuniens primitif, qui constituait le premier segment du tube cardiaque primitif.

Nodule de Keith et Flack et *sinus reuniens* méritent une attention particulière : en effet, *c'est à leur niveau que naît l'excitation ou stimulus moteur du cœur*, ainsi qu'il sera exposé bientôt.

Puis, d'autres fibres de même structure histologique relient le nodule de Keith et Flack et le sinus reuniens à la musculature de l'oreillette : ce sont là des « *fibres d'union intersino-auriculaires* » décrites par Keith, Flack, Gibson,

Thorel, Wenckeback. D'après ce dernier, on trouverait, parmi ces fibres, un faisceau distinct, auquel on a donné son nom, le *faisceau de Wenckeback.*

Ces fibres d'union intersino-auriculaires sont reliées par des fibrilles de même nature à la région du sinus coronaire de l'oreillette droite, où débouche la veine coronaire : au pourtour du sinus coronaire se trouvent, encore plus nombreuses, des fibres, de structure semblable, décrites par Aschoff, Koch, Hering ; de sorte que, comme l'indique M. Vaquez, il y a, « en partant du sinus reuniens, toute une traînée de tissu spécial et de structure identique (fibres de Purkinje), semé le long de l'oreillette droite et se dirigeant vers sa partie inférieure », à savoir jusqu'à la région du sinus coronaire.

Enfin, de cette dernière région, partent d'autres fibres de Purkinje, qui sont aussi des éléments du tube cardiaque primitif, et qui unissent l'oreillette aux ventricules. Ces *fibres d'union interauriculo-ventriculaires* constituent le *faisceau de His*, dont nous devons maintenant donner la description, en raison de son importance, tant en pathologie qu'en physiologie cardiaque.

Faisceau de His.

Giovanni Paladino est considéré comme le premier auteur ayant signalé (1876) l'existence de fibres musculaires unissant les oreillettes aux ventricules. (Cependant, au dire de Luigi de Gaetani, l'anatomiste italien Lancisi aurait, plus d'un siècle et demi avant, déjà entrevu cette hypothèse.)

En 1883, Gaskell, à la suite d'expériences sur le cœur de la tortue, expose la même idée.

Stanley Kent, en 1893, pratiquant des expériences sur les cœurs de mammifères, trouve, dans le cœur du rat, un faisceau musculaire, assurant la continuité de la musculature de l'oreillette avec celle du ventricule.

Mais c'est His junior qui, par une série de travaux, devait compléter ces recherches, jusque-là imprécises, et apporter en 1895, au congrès de Lausanne, la démonstration définitive de l'existence d'un faisceau musculaire, établissant l'union entre les fibres de l'oreillette et celles du ventricule. La présence de ce faisceau communiquant était, par lui, prouvée chez différents mammifères, et chez l'homme, en particulier. Aussi l'appellation de *faisceau de His* donnée à ce faisceau est-elle devenue, à juste titre, classique.

Les constatations de His junior furent confirmées dans les descriptions que firent Retzer (1904), Braunig (1904) et Fahr (1907) sur l'union musculaire entre oreillettes et ventricules.

En 1906, Tawara, dans un important travail, s'attache à fournir des détails plus précis sur le trajet du faisceau de His, son origine et son mode de terminaison dans le myocarde ventriculaire.

La même année, Keith et Flack, étudiant le développement du faisceau de His, le trouvent déjà différencié dans le cœur d'un embryon humain de onze semaines.

Les études les plus récentes, parmi lesquelles celles de Mergoni (1910), Holl (1911), Monrad-Krohn (1911), qui a examiné le faisceau de His dans 51 cœurs humains, D. Pace (1912), n'ont fait que confirmer dans leurs points essentiels les travaux antérieurs.

Le faisceau de His prend naissance dans la partie postérieure de la paroi septale de l'oreillette droite, immédiatement en avant de l'embouchure de la veine coronaire. Il se dirige en avant, tout en s'infléchissant en bas, « caché, dit Vaquez, sous la valve interne de la tricuspide qu'il faut enlever avec quelques fibres musculaires pour le mettre à nu », pour pénétrer ensuite dans la cloison interventriculaire. Tawara fit remarquer qu'il présente près de son origine un renflement : c'est le *nœud de Tawara.* (Chez le veau, où le faisceau de His a été souvent étudié, il doit, avant d'aborder le septum interventriculaire, traverser le cartilage central du cœur, situé à la jonction du septum auriculaire et du septum ventriculaire.)

Arrivé dans la cloison interventriculaire, le faisceau de His se divise en deux branches : branche droite et branche gauche. Ces branches, divergeant, deviennent superficielles, chacune cheminant sous l'endocarde de la face septale du ventricule correspondant.

Branche droite et branche gauche du faisceau de His se subdivisent à leur tour en ramifications nombreuses : les ramifications de la branche droite se distribuent au ventricule droit, celles de la branche gauche au ventricule gauche. Certaines de ces ramifications viennent aboutir aux muscles papillaires ; les autres, au trajet plus long, descendent jusqu'à la pointe du ventricule, et remontent ensuite le long des parois ventriculaires, pour se perdre à la surface interne des ventricules, en se confondant avec le réseau sous-endocardique des fibres de Purkinje, que ce dernier auteur décrivit en 1845. De sorte qu'en dernière analyse, selon la conception de Tawara, qui a spécialement étudié ce point, ce réseau constitue la terminaison ultime du faisceau de His.

D'après Monrad-Krohn, la branche gauche du faisceau de His ne se présenterait que rarement sous la forme d'un rameau distinct, suivant la description classique, mais « sous celle de fibres irradiées en éventail et qui se frayent un chemin sous l'endocarde, en se détachant du tronc principal sur tout l'ensemble de son parcours ».

Ajoutons que les recherches anatomiques des divers auteurs indiquent, que le faisceau de His est irrigué par une branche de l'artère coronaire droite.

S'il est relativement facile de suivre à l'œil nu chez certains animaux, tels que le veau et le mouton, le faisceau de His, qui tranche par sa coloration pâle sur le myocarde avoisinant, il n'en est pas de même chez l'homme : il faut alors avoir recours à des examens microscopiques minutieux, pour lesquels M. Esmein recommande, comme méthode de coloration, l'hématéine Van Gieson, et le picrocarmin ; en effet, dit-il, « dans son trajet le faisceau de His est englobé dans un manchon conjonctif : les méthodes précédentes différencient admirablement le muscle du tissu connectif, et le faisceau apparaît isolé sur les coupes, sauf à ses deux extrémités : ainsi, c'est un îlot jaunâtre cerclé de rouge après la coloration à la fuchsine picrique ».

Faisceau primitif du cœur : son rôle physiologique.

Ces vestiges du tube cardiaque primitif, qui ont été retrouvés dans le cœur adulte (à savoir : nodule de Keith et Flack et sinus reuniens, fibres intersino-auriculaires, certaines se terminant au pourtour du sinus coronaire, faisceau de His enfin qui, parti de cette région du sinus coronaire, va ensuite par de multiples ramifications se terminer dans le myocarde ventriculaire), tous ces vestiges donc constituent, par leur ensemble, ce que Mackensie a appelé le *faisceau primitif du cœur*.

Ce faisceau primitif est d'une importance capitale dans l'étude de la contraction cardiaque : c'est, en effet, ainsi qu'il sera expliqué, en un point de ce faisceau primitif que naît l'excitation ou stimulus cardiaque, et c'est aussi le long de ce faisceau primitif que se propage le stimulus destiné à provoquer la contraction des fibres myocardiques communes.

Nous sommes ainsi amenés à rapporter quelques détails sur ce sujet.

§ 3. — La contraction cardiaque

a) Son mode de progression.

Le cœur, on le sait, ne se contracte pas simultanément dans toutes ses parties, mais la contraction se produit successivement dans ses divers segments, de sorte que le sang déversé par les canaux veineux dans les oreillettes est chassé de celles-ci dans les ventricules, et des ventricules dans le système artériel.

Cette direction constante de la contraction, on la constate déjà dans le tube cardiaque primitif de l'embryon : à intervalles réguliers, il se contracte, et la contraction, qui prend naissance à l'extrémité veineuse du tube, le parcourt et se termine à l'opposé, à son extrémité artérielle. Ainsi Armann a pu observer chez un embryon humain de deux semaines la contraction du tube cardiaque primitif : ayant eu, en effet, l'occasion d'examiner les caillots expulsés au cours d'un avortement chez une jeune femme, il découvrit un œuf de la grosseur d'une noisette, contenant un embryon de 25 millimètres de long ; le tube cardiaque présenta des contractions rythmiques, pendant un quart d'heure environ. Mais c'est dans les œufs transparents de certains poissons osseux, tel le *gobius niger*, qu'il est le plus facile de suivre la marche de la contraction, le long du tube cardiaque.

Quand, au cours du développement, le tube cardiaque primitif s'est différencié, comme il a été dit précédemment, en quatre cavités, sinus reuniens, oreillette primitive, ventricule primitif et bulbe artériel, l'on retrouve encore, naturellement, cette même direction dans la progression de la contraction cardiaque : partie du sinus reuniens, elle parcourt l'oreillette, puis le ventricule et se termine au bulbe artériel. Fano, entre autres, a, au cours de ses études embryologiques, fait ces constatations.

Enfin, dans le cœur arrivé au stade de formation définitive, la contraction débute au niveau du nodule de Keith et Flack et du sinus reuniens (phénomène facile à prévoir, puisque ces régions à structure embryonnaire représentent les vestiges du sinus reuniens primitif ; or, celui-ci, nous venons de le voir, est le segment du cœur se contractant en premier lieu, quand le cœur n'est encore qu'un organe à quatre cavités étagées : sinus, oreillette, ventricule, bulbe aortique). Puis, la contraction se propage aux parois auriculaires, d'où elle gagne enfin les ventricules.

Une expérience démontre clairement que la contraction cardiaque commence au niveau du nodule de Keith et Flack et du sinus reuniens : si on ralentit le cœur par la réfrigération (Hering), de façon, comme le dit M. Vaquez, « à dissocier les divers éléments qui, dans l'état normal, composent la systole de l'oreillette, on constate que cette systole débute par une *systole préalable du sinus reuniens*, qui ne s'en distingue pas dans les conditions habituelles, l'intervalle virtuel, pour ainsi dire, qui sépare l'une de l'autre étant trop faible ».

En résumé, la contraction cardiaque commence dans la région contiguë au point d'abouchement du système veineux, parcourt dans un sens uniforme l'organe central de la circulation, pour se terminer à la région d'où part le système artériel.

b) Lieu d'origine de l'excitation de la contraction cardiaque. Production de cette excitation.

Si la contraction cardiaque débute ainsi toujours en une même région, c'est qu'à cet endroit est le point de départ de l'excitation qui détermine la contraction. Cette *excitation* ou stimulus cardiaque *naît*, en effet, *à l'état normal*, dans le cœur définitif, *au niveau du nodule de Keith et Flack et du sinus reuniens* (Hering, Langendorff, Erlanger). Ce qui le démontre, par exemple, c'est que si on sectionne le cœur en diverses parties, seule continuera à se contracter, au rythme normal, la partie du cœur correspondant à la zone du sinus reuniens et du nodule de Keith et Flack. Ce qui le prouve encore, c'est que si on sectionne le cœur en un certain nombre de portions, et de telle sorte que quelques-unes seulement soient rattachées encore à la région du sinus, ce sont ces dernières portions qui seules se contractent, pouvant seules recevoir le stimulus parti du sinus reuniens.

Cependant, il convient de remarquer, dès maintenant, que dans certaines conditions *anormales*, l'excitation peut naître dans d'autres zones cardiaques; mais celles-ci correspondent, également, à des vestiges du tube cardiaque primitif (à structure de fibres de Purkinje), c'est-à-dire, en somme, à un point du trajet du faisceau primitif. Nous aurons à revenir sur cette importante question, quand il sera parlé, dans un chapitre ultérieur, de l'*automatisme ventriculaire*.

Mais l'excitation ou stimulus cardiaque, qui naît au niveau du nodule de Keith et Flack et du sinus reuniens, se développe-t-elle *spontanément*, par le fait d'une propriété inhérente aux fibres embryonnaires de Purkinje, ou résulte-t-elle d'une *influence nerveuse* ?

Les partisans de la *théorie myogène* de la contraction cardiaque, au nombre desquels Engelmann, Gaskell, Muskens, soutiennent la première opinion : d'après eux, l'excitation, qui provoque la contraction, n'est nullement due à l'action du système nerveux extrinsèque ou instrinsèque du cœur; elle naît spontanément dans les fibres de Purkinje (dans celles du nodule de Keith et Flach, et du sinus reuniens, à l'état normal), par le fait d'une aptitude spéciale de ces fibres. Le système nerveux n'exercerait qu'une action modificatrice sur les propriétés des fibres cardiaques.

Pour les défenseurs de l'ancienne *théorie neurogène* de la contraction cardiaque, pour de Cyon en particulier, le rôle du système nerveux est au contraire capital, et ce sont les éléments nerveux intracardiaques qui lancent les excitations destinées à mettre le cœur en mouvement.

La théorie myogène est surtout en faveur aujourd'hui : cependant les neurogénistes font valoir contre elle que le microscope permet de découvrir des éléments nerveux dans toutes les parties du cœur, jusqu'au sein des vestiges du tube cardiaque primitif (Tawara, Waledinsky, Mollard, etc.).

Quoi qu'il en soit, il reste acquis que le système nerveux général extracardiaque possède un pouvoir de régulation sur la contraction du cœur ; le sympathique exerce sur le cœur une action accélératrice ; le pneumogastrique, au contraire, est le nerf modérateur du cœur.

c) Voie suivie par l'excitation ou stimulus cardiaque.

Si la contraction cardiaque progresse dans un sens constant, c'est que l'excitation qui commande la contraction est transmise successivement aux différents segments du cœur par une voie déterminée : cette voie, c'est celle du faisceau primitif, dont le trajet a été étudié plus haut; c'est le long de ce faisceau primitif que descend l'excitation cardiaque.

Le stimulus moteur, qui a pris naissance au niveau du nodule de Keith et Flack et du sinus reuniens, arrive aux oreillettes par les fibres intersino-auriculaires, et provoque leur contraction. Puis l'excitation ou stimulus parvient dans la région du sinus coronaire ; à cet endroit, commence le faisceau de His : le stimulus va le suivre et être transmis par ses ramifications aux ventricules, qui entreront ainsi, à leur tour, en contraction.

A ce propos, une remarque intéressante est à faire, qui indique bien que l'excitation suit la voie du faisceau primitif, en particulier le segment du faisceau primitif, connu sous le nom de faisceau de His. Lors de la description de ce faisceau, nous avons vu que, parmi ses ramifications, les plus courtes se distribuent directement aux piliers du cœur, tandis que les plus longues se dirigent vers la pointe du cœur, pour remonter ensuite et se terminer dans les parois ventriculaires : il faut donc, logiquement, prévoir que les muscles papillaires se contractent avant le myocarde ventriculaire, et que la contraction de la pointe du cœur précède celle de la région de la base des ventricules : il en est ainsi, en effet, et les expériences de Rehfisch, Saltzmann, Hering en ont fourni la preuve.

Il est curieux de constater que les observations de Hering, en particulier, touchant l'antériorité de la contraction des muscles papillaires vis-à-vis de celle des parois ventriculaires, confirment l'opinion de Chauveau sur les phases de la révolution cardiaque. Entre la contraction de l'oreillette ou présystole et la contraction du ventricule ou systole existe, d'après ce dernier, l'intersystole qui correspond au temps de la contraction des muscles papillaires.

Des expériences de physiologie ont nettement démontré que le rôle du faisceau de His est bien de transmettre l'excitation ou stimulus cardiaque de l'oreillette aux ventricules. Mais comme nous devons en parler assez longuement, à propos du diagnostic pathogénique du syndrome de Stokes-Adams, nous n'insisterons pas davantage sur ce point, pour le moment.

§ 4. — Propriétés du muscle cardiaque.

Nous terminerons ces considérations sur la contraction cardiaque, par l'exposé rapide des propriétés du muscle cardiaque, qui sera en même temps la conclusion de ce chapitre.

Pour que la contraction cardiaque puisse s'effectuer, il faut, en effet :

1) La *production d'une excitation ou stimulus,* qui mette le cœur en mouvement. La propriété de produire cette excitation est, d'après la théorie moderne myogène de la contraction cardiaque, l'apanage des fibres de Purkinje (vestiges du tube cardiaque primitif) et à l'état normal, dans le cœur adulte, de ces fibres de Purkinje qui constituent le nodule de Keith et Flack et le sinus reuniens.

C'est là la propriété du *stimulus.* (Cette propriété de faire naître les excitations est appelée, par certains auteurs, l'*automaticité*) ;

2) La *transmission de l'excitation ou stimulus* aux diverses parties du cœur qui doivent entrer en contraction. Ce pouvoir de transmettre ainsi l'excitation est aussi dévolu aux fibres de Purkinje ; c'est le faisceau primitif qui propage l'excitation : il possède la propriété de *conductibilité*;

3) La *faculté* pour la fibre myocardique *de recevoir l'excitation* : cette propriété est l'*excitabilité*;

4) La *faculté* du myocarde *de répondre à l'excitation par une contraction* : ce qui constitue la propriété de *contractilité*.

Si la mise en œuvre de ces propriétés (stimulus, conductibilité, excitabilité, contractilité) rend compte du phénomène de la contraction cardiaque, elle n'explique pas cependant le caractère particulier de *rythmicité de cette contraction.*

Ce rythme résulte de l'*inexcitabilité périodique du cœur* (Marey). Le muscle cardiaque, par le fait de sa contraction, perd, momentanément, la propriété de pouvoir réagir à une excitation : il se trouve alors en « *période réfractaire* », jusqu'à ce que ses fibres redeviennent capables de se contracter, sous l'influence de l'excitation physiologique. De sorte qu'à la phase de contraction du cœur fait suite une phase de repos, et c'est la succession régulière des phases de contraction ou systoles et des phases de relâchement ou diastoles, qui constitue le *rythme cardiaque.* Les cavités du cœur peuvent ainsi alternativement recevoir le sang pendant la diastole, et le chasser dans le système artériel par la systole.

CHAPITRE III

OBSERVATION

(Recueillie dans le service de M. le Pr Gilbert.)

Clémence B..., âgée de 68 ans, est entrée le 6 novembre 1911, à l'Hôtel-Dieu, dans le service de M. le Pr Gilbert, où elle se trouve encore actuellement (Salle Sainte-Jeanne, Lit n° 14).

Elle est entrée pour des crises syncopales.

Antécédents familiaux.

Père mort à 83 ans, de vieillesse : on ne lui avait jamais connu de maladie.

Mère morte au même âge ; jusque vers 40 ans, elle avait eu des attaques de nerfs très intenses ; à l'âge de 76 ans, elle essuya plusieurs coups de revolver qui ne l'atteignirent pas ; mais, à la suite de cet attentat, elle eut des crises, à peu près semblables à celles que présente sa fille, du moins au dire de celle-ci ; ces crises toutefois s'accompagnaient de cyanose et guérirent au bout d'un an. Elle n'a point eu de fausses couches.

Grands-parents du côté paternel morts très vieux.

Grand'mère maternelle morte d'une maladie de cœur.

Une sœur jumelle, née onze heures avant elle, déjà morte, paraît-il, au moment de l'accouchement : celui-ci s'était effectué au 7e mois de la grossesse.

Une sœur, morte de fièvre typhoïde à 18 mois.

Une sœur, morte du choléra, à l'âge de 3 ans, en 1855.

Un frère, mort de la méningite, à l'âge de 3 semaines.

Un frère, mort à 54 ans, probablement d'un cancer à l'estomac; il avait eu, dès l'âge de dix ans, des glandes suppurées du cou qui durèrent trois années; vers l'âge de 34 ans, il avait subi, à la suite d'un accident de chemin de fer, une double amputation de cuisse.

Antécédents personnels.

Naissance prématurée.

Frêle santé dès l'enfance : essoufflement facile sous l'influence de l'effort; il lui était impossible de se livrer à des jeux violents; on ne lui a jamais dit toutefois qu'elle eût une maladie de cœur.

A 6 ans, fièvre typhoïde.

A 10 ans, atteinte forte de choléra, qui la laisse ensuite longtemps affaiblie.

A 12 ans, rougeole.

A 32 ans, elle aurait eu une nouvelle atteinte de fièvre typhoïde, beaucoup moins intense que celle de l'enfance.

A 34 ans, sciatique qui dura un mois.

A 48 ans, à l'occasion, dit-elle, de l'émotion causée par l'emballement du cheval de sa voiture, troubles gastro-intestinaux, consistant en ballonnement douloureux du ventre avec alternatives de diarrhée et de constipation, coliques très violentes, vomissements peu fréquents : cet état la maintient trois mois au lit. On lui fait des frictions mercurielles : du moins, on peut l'induire des renseignements qu'elle donne; elle rapporte, en effet, qu'on lui avait fait enlever ses bagues pendant la durée du traitement, et que celui-ci lui causa une salivation abondante.

Vers l'âge de 51 ans, raconte la malade, elle se fit au nez une piqûre d'aiguille insignifiante qui fut suivie de la formation d'une croûte; elle aurait voulu faire tomber la croûte à l'aide de nitrate d'argent, et aurait occasionné une plaie, dont la *cicatrice* sera décrite plus loin.

La malade se maria deux fois : une première fois, à l'âge de 36 ans; cinq ans plus tard, *son mari mourait de la rupture d'un anévrysme*, à l'âge de 52 ans. Elle se remaria à l'âge de 58 ans et redevint veuve sept ans après, en 1909 : son mari aurait succombé un jour, après avoir avalé une arête de poisson.

Aucune grossesse.

Aucun antécédent spécifique avoué.

Histoire de la maladie actuelle.

En 1896, la malade, âgée de 52 ans, eut, pour la première fois, à l'occasion d'une explosion de gaz, une *crise syncopale*; depuis, elle a eu, à diverses reprises, des crises nerveuses analogues, dont voici la *description générale*.

Ces crises sont parfois précédées, pendant un ou deux jours, de lassitude, de courbature lombaire, de maux de tête, de diminution de l'acuité visuelle, de malaises d'estomac, avec augmentation morbide de l'appétit, de troubles du sommeil et de cauchemars.

Elles éclatent à l'occasion d'une émotion, forte ou légère, d'un mouvement, ou surviennent même sans cause reconnue.

Ces crises syncopales se manifestent de trois façons différentes.

Dans certains cas, la malade dit éprouver d'abord un resserrement des tempes, puis elle a des éblouissements, les idées s'obscurcissent; bientôt elle croit voir les objets environnants tourner autour d'elle; enfin, à cet état vertigineux fait suite la perte complète de connaissance, la syncope.

D'autres fois, la malade commence par ressentir des palpitations, les *battements du cœur sont précipités* ; elle est, en même temps, oppressée; puis ses extrémités se refroidissent, elle perd connaissance et la syncope se produit.

Enfin, plus souvent, surtout depuis ces dernières années, la syncope est précédée des *symptômes de l'angine de poitrine*. En effet, la malade éprouve une violente douleur dans la région précordiale, douleur qu'elle compare « à des griffes de fer qui s'enfoncent dans la poitrine ». Elle dit aussi que sa poitrine lui parait enserrée dans un corselet de fer muni de pointes; elle ajoute que la douleur s'étend à la partie gauche du cou, dans les membres supérieurs et principalement dans le membre supérieur gauche, le long du bord interne, atteignant souvent jusqu'au petit doigt. Il lui semble encore qu'un rouleau passe sur son corps, qu'un poids l'étouffe, comme si les parois antérieure et postérieure du thorax comprimé venaient se mettre au contact l'une de l'autre. Ces douleurs s'accompagnent d'une angoisse poignante avec sensation de mort imminente. La face est pâle, les extrémités froides; le pouls se ralentit davantage, s'arrête: la malade perd connaissance, elle tombe en syncope.

Vers la fin de la syncope, dont la durée est variable, se produisent quelquefois de légers mouvements convulsifs des membres signalés par les personnes qui assistent à la crise.

Au moment où la malade va se ranimer, *son visage rougit, ainsi que le cou et la partie supérieure du thorax.* Le pouls réapparaît, et même pendant quelques instants, le cœur bat sur un rythme accéléré.

Quand la crise est terminée, se produisent parfois des éructations, des nausées avec ou sans vomissements muqueux ou bilieux, de la diarrhée, et surtout de la polyurie.

Pendant les jours qui suivent immédiatement la crise, la malade est lasse, frileuse, n'a pas d'appétit, manifeste un désir intense de calme et de repos motivé par la crainte de l'apparition d'une nouvelle crise sous l'influence du mouvement.

Mais toutes les crises n'ont pas cette richesse symptomatique. Parfois, elles ne sont que vertigineuses: au vertige ne succède pas toujours une syncope.

Quelquefois même, le trouble nerveux ne va pas jusqu'au vertige, et ne consiste qu'en un éblouissement passager.

A partir de la première crise, en 1896, les crises syncopales se sont répétées tous les 2, 3, ou 4 jours, pendant deux à trois mois. On administra alors de la valériane, du bromure.

Puis, durant deux années, les crises ont cessé de se produire.

En 1899, la malade, un jour, crut que sa mère avait été écrasée: elle en ressentit une violente émotion, et eut alors une nouvelle syncope; c'est à cette occasion que *pour la première fois, un médecin constata le ralentissement du pouls.* Les crises se poursuivirent, à partir de ce moment, pendant trois années, au nombre de deux ou trois par mois, avec quelques périodes d'accalmie, durant lesquelles la malade avait néanmoins l'appréhension constante d'une crise possible.

De 1902 à 1904, les crises furent anodines, consistant seulement en éblouissements légers, n'allant que rarement jusqu'au vertige.

Mais, depuis 1905, les crises ont reparu avec une fréquence et une gravité plus grandes : la malade rapporte même qu'elle eut, en l'espace d'une seule journée, 52 crises vertigineuses et syncopales, dénombrées avec soin par son mari qui se tint ce jour-là constamment auprès d'elle.

A partir de mars 1911, les crises sont plus fréquentes : de ce fait, la malade, très inquiète et ne pouvant plus longtemps se faire garder chez elle, se décide, en novembre 1911, à entrer à l'hôpital.

La nuit même de son entrée, elle eut une crise syncopale, sans convulsions ; puis, quelques jours plus tard, une seconde, avec légers mouvements convulsifs des membres. Elle en eut une troisième le 30 janvier 1912, vers onze heures du matin, à laquelle assista M. Bénard, alors interne du service. Cette syncope fut précédée du tableau de l'angine de poitrine : elle dura une *demi-minute* et l'*arrêt complet* du pouls ainsi que des battements du cœur fut nettement constaté pendant ce temps-là. La rougeur du visage, du cou et des épaules, marqua la fin de la crise, et le pouls se remit à battre avec rapidité : il monta en effet à 80. A 11 h. 35, il n'était plus qu'à 41 ; à 2 heures de l'après-midi, à 35, et le lendemain matin, il était redescendu à 32, c'est-à-dire à peu près à son chiffre habituel.

Au mois de juillet 1912, la malade a eu également une crise syncopale.

La dernière syncope qu'elle ait eue date du 8 janvier 1913.

Depuis lors, jusqu'à maintenant (20 juin 1913) elle n'en a point eu d'autre, mais seulement de temps en temps quelques éblouissements.

Fin avril dernier, ayant glissé sur le parquet de la salle, elle est tombée sur la paume de la main, et s'est fait ainsi une fracture sous-périostée de l'extrémité inférieure du radius (d'ailleurs, consolidée depuis). Il est à noter que cet accident, qui avait pourtant fortement ému la malade, n'a cependant pas déterminé chez elle de syncope.

Examen de la malade

Appareil cardio-vasculaire.

Pouls radial. — *Le pouls est lent : il bat entre 24 et 30 fois à la minute* (chiffre qui n'a pas varié depuis l'entrée de la malade à l'hôpital) ; il n'est ni bondissant, ni rétrocédant. Il est faible, mais égal et régulier. Le tracé sphymographique qui a été pris, accompagné du graphique du temps, indique ces divers caractères.

Les deux pouls sont égaux et synchrones. Les parois de l'artère radiale sont très légèrement indurées.

La station debout n'augmente que d'une façon minime le nombre des pulsations : un jour, le pouls de la malade, couchée, était de 26 ; il est passé à 29 à la minute, quand on eut maintenu la malade debout quelques instants.

L'action de la marche est également modérée : après avoir fait faire à la malade le tour de la salle à une allure assez rapide, on a constaté que le pouls, de 26, était monté à 34.

Tension artérielle. — A l'appareil de Potain : 15 1/2.
A l'appareil de Pachon : tension minima : 12.
tension maxima : 18.

Pas de signe de la temporale. Pas de signe de la sonnette. Pas de pouls capillaire.

Cœur.

La pointe bat dans le 6e espace intercostal : elle est très légèrement déjetée en dehors de la ligne mammaire.

L'aire de matité et de submatité cardiaque est augmentée.

L'auscultation la plus attentive ne permet d'entendre aucune extrasystole. Toutes les systoles sont transmises au pouls radial.

On entend un souffle systolique intense, en jet de vapeur, maximum à la partie interne du 3e espace intercostal gauche ; il est affaibli à la pointe et ne se propage pas vers l'aisselle.

Examen radioscopique et radiographique du cœur. (Pratiqué par M. le Dr Guilleminot.)

On constate sur l'écran radioscopique que les battements de

l'oreillette sont plus fréquents que ceux des ventricules, sans qu'on puisse cependant indiquer leur nombre d'une façon absolument exacte.

L'orthodiagraphie a démontré que l'aire du cœur est augmentée et présente une étendue d'environ 115 centimètres carrés.

Examen électro-cardiographique. (Pratiqué par M. Bull, à l'Institut Marey. — Voir électro-cardiogrammes.)

Démontre d'une façon précise :

1) Que les contractions de l'oreillette sont plus fréquentes que les contractions des ventricules ;

2) Que les rapports chronologiques entre la contraction auriculaire et la contraction ventriculaire sont tout à fait variables. — Les oreillettes et les ventricules battent sur un rythme régulier, mais leurs rythmes sont tout à fait distincts l'un de l'autre.

AORTE.

Aucune voussure de la paroi thoracique.

Si l'on glisse le doigt au-dessus du sternum, et qu'on cherche à le rapprocher de l'aorte, on ne perçoit aucun mouvement expansif.

Cependant, l'aorte se projette sur la paroi thoracique suivant une aire de submatité de 8 centimètres de largeur. Pas de signes fonctionnels de compression.

Radiographie et Radioscopie. — La radiographie indique un élargissement de l'ombre aortique, et une voussure au niveau du bord gauche de la crosse de l'aorte. (Voir figure.)

L'examen radioscopique fait voir, avec netteté, cette voussure animée de battements expansifs : elle offre une hauteur de 4 centimètres environ, et sa limite supérieure est distante de 2 à 3 centimètres de la fourchette sternale.

Vaisseaux du cou. — Pas de dilatation des vaisseaux du cou, pas de pulsations jugulaires nettement appréciables. Les tracés simultanés du pouls radial et de la jugulaire, et de la pointe du cœur et de la jugulaire n'ont pas donné de résultats démonstratifs.

Epreuve de l'atropine.

Cette épreuve a été pratiquée à deux reprises différentes :

1re Épreuve.

Injection sous-cutanée d'un milligramme de sulfate d'atropine. Après 14 minutes, le pouls monte de 22 à 34.

9 h.,	Pouls	22 à 23
9 h. 5,	Injection sous-cutanée d'un milligr. de sulfate d'atropine.	
9 h. 13,	Pouls	24 à 25
9 h. 19,	—	33 à 34
9 h. 32,	—	30 à 31
9 h. 39,	—	30
9 h. 45,	—	30
10 h.,	—	28
10 h. 17,	—	27
10 h. 35,	—	25
10 h. 55,	—	23 à 24
10 h. 40,	—	26 à 27

2e Epreuve (quinze jours après).

Injection sous-cutanée de 2 milligrammes de sulfate neutre d'atropine. Après une demi-heure, le pouls monte de 30 à 39.

8 h. 33,	Pouls.	30 à 31
8 h. 40,	Injection sous-cutanée de 2 milligr. de sulfate d'atropine.	
8 h. 45,	Pouls	30 à 31
8 h. 54,	—	34
9 h.,	—	31 à 32
9 h. 8,	—	39
9 h. 18,	—	38
9 h. 25,	—	30 à 31
9 h. 33,	—	30 à 31
9 h. 45,	—	28
10 h.,	—	27
10 h. 25,	—	27
Midi.	. . . .	entre 25 et 27.

RADIOGRAPHIE

(*Due à l'obligeance de M. le Dr H. GUILLEMINOT.*)

La malade était placée debout, en position frontale : thorax vu de face.

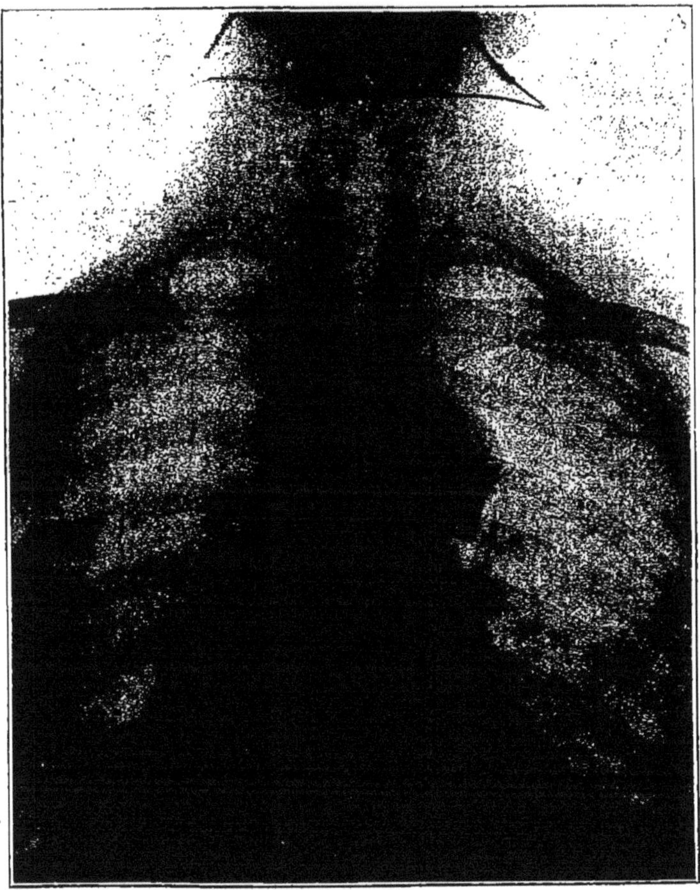

La radiographie indique un élargissement de l'ombre aortique et une voussure au niveau du bord gauche de la crosse de l'aorte.

L'examen radioscopique avait fait voir, nettement, cette voussure animée de battements, ce qui permet de conclure très vraisemblablement à l'existence d'une *petite poche anévrysmale*.

Système nerveux. — La malade a, dès son enfance, toujours été très impressionnable, pleurant au moindre propos. Les nombreux accidents dont elle fut le témoin, les chagrins domestiques qu'elle éprouva, les revers de fortune qu'elle eut à subir contribuèrent à accentuer cette nervosité. Mais, avant la maladie actuelle, elle n'eut jamais de crise nerveuse.

Les réflexes rotuliens et achilléens sont abolis.

Pas de troubles subjectifs et objectifs de la sensibilité, en dehors de ceux signalés plus haut. Pas de douleurs en éclair notamment, dans les membres inférieurs.

Le réflexe nauséeux du pharynx est conservé, bien que diminué.

Pas de signe de Romberg. Pas d'ataxie naissante, à la marche au commandement, non plus que pour les mouvements des membres supérieurs.

Appareils sensoriels. — Myopie. Gérontoxon.

Pupilles égales. Pas de signe d'Argyll-Robertson.

Réflexe cornéen conservé.

L'acuité auditive est parfaite, de même que le goût et l'odorat.

Appareil digestif. — En dehors des périodes de crises, fonctions digestives normales. La malade est sobre.

La région épigastrique est légèrement sensible à la palpation.

Le foie et la rate sont normaux.

Appareil respiratoire. — Rhumes faciles, depuis deux ans environ. Jamais d'hémoptysie. Aucun symptôme anormal à l'examen physique.

Urines. — Quelquefois polyurie. Ni sucre, ni albumine.

Téguments. — Sur le versant gauche du nez, *cicatrice* longue de 3 centimètres, large de 2 centimètres, de forme ovalaire, de pourtour un peu irrégulier, à fond légèrement déprimé et formé d'un tissu cicatriciel, souple, n'adhérant pas aux plans profonds.

Réaction de Wassermann (26 janvier 1912). *Positive.*

La malade a été soumise à un traitement spécifique : on a pratiqué 30 injections intramusculaires (en séries) de biiodure de mercure (0 gr. 01 par injection). La malade n'a pas voulu continuer ce traitement plus longtemps.

ELECTRO-CARDIOGRAMMES

Recueillis à l'Institut Marey, par M. Bull

Un électro-cardiogramme, à l'état normal, présente, à chaque révolution cardiaque, trois soulèvements : le premier correspond à la contraction de l'oreillette ; le deuxième et le troisième, à la contraction du ventricule ; le deuxième est en rapport avec le début de la systole ventriculaire et le troisième en rapport avec la fin de cette systole ventriculaire.

Ces soulèvements sont généralement dirigés vers le haut : il peut arriver cependant qu'ils aient une direction inverse, comme c'est le cas dans les électro-cardiogrammes actuels ; cela ne modifie nullement leur interprétation, car cette variabilité dépend simplement d'un changement d'orientation de l'axe électrique du cœur, et peut se rencontrer chez des sujets normaux.

Les électro-cardiogrammes ci-dessous reproduits ont été obtenus par les trois dérivations différentes habituelles.

Dissociation auriculo-ventriculaire complète.

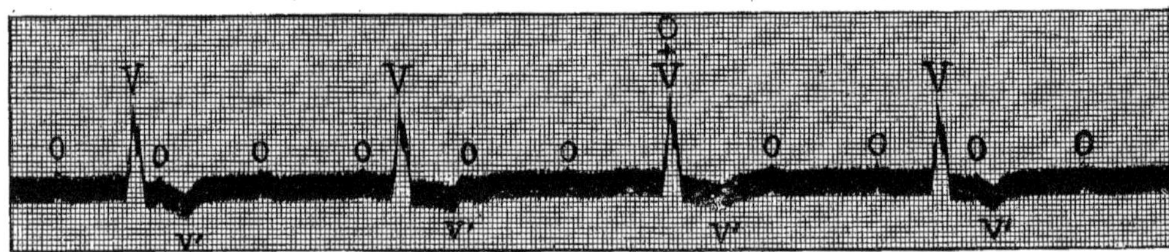

Electro-cardiogramme I. (Dérivation par main droite et main gauche reliées au galvanomètre à corde d'Einthoven.)

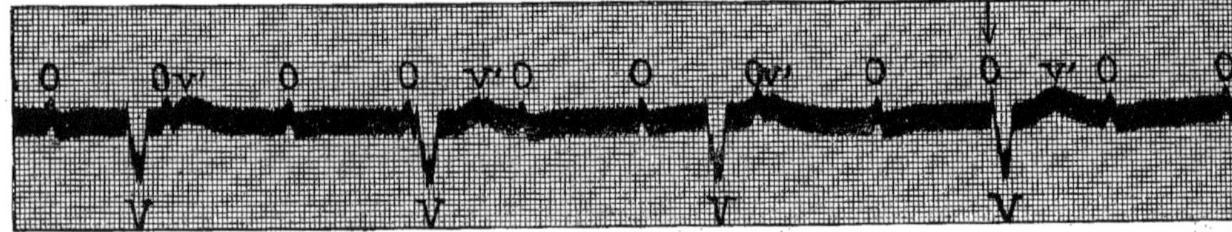

Electro-cardiogramme II. (Dérivation par main droite et pied gauche...)

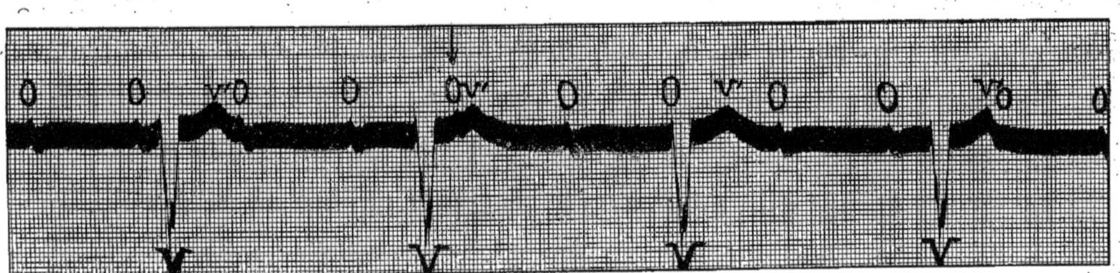

Electro-cardiogramme III. (Dérivation par main gauche et pied gauche...)

Nous indiquons par la lettre O les soulèvements en rapport avec la contraction de l'oreillette ; par la lettre V, les soulèvements en rapport avec le début de la contraction du ventricule et la lettre V' ceux correspondant à la fin de la systole ventriculaire.

On remarquera sur ces électro-cardiogrammes, qui se présentent avec la netteté de schémas :

1) Que les contractions de l'oreillette sont beaucoup plus fréquentes que les contractions ventriculaires. On compte en effet 65 contractions auriculaires et 26 contractions ventriculaires à la minute ;

2) Que les rapports chronologiques entre les contractions auriculaires et les contractions ventriculaires sont tout à fait irréguliers.

Ainsi, sur l'Électro-cardiogramme I, on remarquera, à un endroit, que les deux soulèvements O et V se confondent (O+V).

Sur l'Électro-cardiogramme II, à un moment précis où la contraction ventriculaire allait débuter, s'est produite la contraction auriculaire (flèche indicatrice).

Sur l'Électro-cardiogramme III, c'est vers le milieu de la contraction ventriculaire qu'est apparue la contraction de l'oreillette de sorte que le soulèvement O est placé exactement entre V et V' (voir flèche).

Ces diverses particularités d'ailleurs se rencontrent plusieurs fois.

Il est d'autant plus facile de retrouver sur ces électro-cardiogrammes les divers accidents O — V — V' que l'intervalle qui sépare les accidents *de même nom* est d'une fixité remarquable.

De sorte que oreillettes et ventricules, complètement dissociés, battent sur un rythme régulier, mais les deux rythmes, auriculaire et ventriculaire, sont tout à fait distincts et indépendants.

N. B. — Les lignes verticales, qui forment le fond des électro-cardiogrammes, marquent le temps : les lignes fines indiquent le 1/25e de seconde ; les lignes fortes le 1/5e de seconde.

CHAPITRE IV

SYMPTOMATOLOGIE

Début. — Évolution.

L'observation qui vient d'être rapportée indique, en résumé, qu'il s'agit d'une malade présentant un ralentissement du pouls accompagné de crises nerveuses : association caractéristique qui constitue le syndrome de Stokes-Adams.

Ce syndrome peut apparaître aux divers âges de la vie. On lui a même attribué, dans certains cas, une origine *congénitale*, et Morquio a publié l'observation d'une famille de huit enfants, dont cinq présentaient le syndrome de Stokes-Adams : quatre d'entre eux succombèrent au cours de crises nerveuses graves ; il y a aussi à noter, dans ce cas de Stokes-Adams, un caractère *familial*.

Cependant, généralement, c'est chez des personnes d'un *âge avancé* que l'on rencontre le syndrome en question : et c'est, en particulier, le cas chez notre malade, qui est âgée de 68 ans : elle avait 52 ans, quand elle eut sa première crise syncopale.

Le *début* du syndrome de Stokes-Adams est souvent difficile à préciser. Habituellement, c'est à l'occasion de troubles nerveux, pour lesquels le médecin est un jour consulté, que celui-ci est amené, au cours de son examen, à constater un ralentissement du pouls.

Parfois, ainsi que l'indique M. Vaquez, c'est après une longue période d'irrégularités du rythme cardiaque que se manifeste le ralentissement du pouls : durant cette période, le malade se plaint de battements de cœur, de palpitations ; puis ces battements de nature extrasystolique peuvent se multiplier au point de constituer « de véritables accès de tachycardie paroxystique, prélude de l'arythmie inverse » (Vaquez).

Exceptionnellement, le syndrome de Stokes-Adams peut apparaître brusquement : cela s'observe au cours de certaines maladies infectieuses, de la diphtérie, en particulier (Huguenin, Lichtfield, Henry, etc.). Jellinek, Cooper, Ophüls ont aussi constaté, au cours d'une septicémie gonococcique, l'apparition subite du syndrome de Stokes-Adams, suivi de mort, au bout de quelques jours. (C'est là un exemple typique du Stokes-Adams, à *forme aiguë*, à distinguer de la forme commune du Stokes-Adams classique, dont l'évolution est chronique.)

Chez notre malade, ainsi que cela se passe ordinairement, le ralentissement du pouls a été reconnu pour la première fois, à l'occasion d'une crise nerveuse, il y a plus de treize ans. Mais déjà, antérieurement, en 1896, donc il y a plus de seize ans, la malade avait présenté pendant deux à trois mois des crises nerveuses semblables aux crises actuelles, dont nous donnerons plus loin la description détaillée.

Ceci dit, nous étudierons successivement les deux éléments qui constituent le syndrome de Stokes-Adams.

A) RALENTISSEMENT DU POULS

Il convient d'abord de remarquer que le ralentissement du pouls ne correspond pas toujours nécessairement à un ralentissement parallèle des contractions cardiaques. Il peut y avoir bradysphygmie, sans bradycardie véritable. Il faut donc, quand on a reconnu l'existence d'un ralentissement du pouls, compléter son examen par l'auscultation attentive du cœur. Nous n'insisterons pas davantage sur ce point, ayant à en reparler avec plus de détails au début du chapitre suivant.

Cette réserve faite, nous dirons que le degré du ralentissement du pouls est fort variable suivant les cas. A l'état normal, chez l'adulte, le pouls bat environ de 70 à 75 fois par minute : ce chiffre est plus élevé chez l'enfant, il s'abaisse au contraire, chez le vieillard.

Chez notre malade, le pouls est ralenti d'une façon extrême : il bat, en effet, *entre 24 et 30 fois à la minute.* Il est ralenti d'une façon *permanente* : depuis vingt mois que la malade est à l'hôpital, elle a toujours présenté ce même nombre de pulsations radiales. On note, de plus, que chez elle le pouls est faible, mais égal et régulier : au moment des crises nerveuses, il présente quelques particularités, dont nous parlerons bientôt.

B) CRISES NERVEUSES

Les crises nerveuses, méritant bien cette appellation en raison de la brusquerie de leur apparition et de la rapidité de leur évolution, constituent le deuxième élément du syndrome de Stokes-Adams.

Elles peuvent présenter trois formes principales : *vertiges, syncopes, attaques épileptiformes.*

1. **Vertiges.** — Le malade, sans cause apparente ou à l'occasion d'un effort, éprouve un sentiment de malaise, une sensation de défaillance, accompagnée d'éblouissement. Ces sensations sont parfois si fugaces qu'elles passent presque inaperçues, donnant lieu à ces *formes frustes* de syndrome de Stokes-Adams, sur lesquelles Huchard a attiré l'attention.

Mais, le plus souvent, l'éblouissement s'accentue, le

malade croit tourner sur lui-même, il lui semble voir les objets environnants tourner autour de lui, en un mot il est pris de vertige. Il chancelle et peut tomber ; la conscience est obcurcie profondément ; cependant la perte de connaissance n'est pas complète.

2. **Syncopes.** — La crise syncopale peut survenir brusquement, sans prodromes. Souvent, elle a été précédée d'une crise vertigineuse. Parfois, une sorte d'aura prévient le malade de la syncope qui va survenir, aura constituée par des sensations subjectives variables : sensation de vacuité intracranienne, bruits de tonnerre, barre à l'épigastre, battements accélérés du cœur, oppression précordiale, etc.

Puis, le malade tombe inerte, sans connaissance : la face est pâle, la respiration suspendue, les battements cardiaques affaiblis s'espacent davantage et peuvent même s'arrêter complètement pendant l'attaque syncopale. La vie paraît alors suspendue, et cette crise peut se terminer par la mort. Si l'issue de la crise est, au contraire, favorable, le teint reprend l'aspect normal, la respiration et la circulation se régularisent, et le malade se ranime. Quelquefois, la fin de la crise est marquée par quelques petits mouvements convulsifs du visage ou des membres.

3. **Attaques épileptiformes.** — L'accès épileptiforme peut apparaître isolément ; mais généralement il fait suite à une crise syncopale. On ne signale pas, comme dans l'épilepsie vraie, de cri initial : quant aux autres symptômes de l'épilepsie, ils s'y retrouvent pour la plupart : perte profonde de la connaissance, morsure de la langue, convulsions toniques, puis cloniques de la face et des membres.

On a cité aussi quelques cas, où les accidents nerveux rappellent le tableau de l'ictus apoplectique : ces *attaques apoplectiformes*, si elles ne se terminent pas par la mort, ne laissent point de paralysie consécutive, comme l'apoplexie vraie.

Ces crises nerveuses apparaissent avec une fréquence variable, suivant les malades. Elles pourront, par exemple, ne se manifester qu'une fois dans le courant d'une année, d'autres fois être espacées de quelques mois, de quelques semaines ou seulement de quelques jours. Elles ont pu, dans certains cas, se reproduire à plusieurs reprises dans la même journée, se rapprochant même au point d'être subintrantes et constituant alors un véritable « état de mal ».

A ce propos, il est intéressant de faire quelques remarques au sujet de notre malade : depuis plus de seize ans, nous l'avons dit, elle présente des accidents nerveux ; au début, ceux-ci éclataient tous les deux, trois, quatre jours, puis, au bout de trois mois, survint une période d'accalmie de deux années. Dans la suite, les crises nerveuses ont réapparu avec une fréquence et une gravité plus ou moins grandes. Actuellement, elles sont séparées par d'assez longs intervalles (dans ces vingt derniers mois, cinq crises syncopales et de temps à autre quelques éblouissements passagers). Mais la malade dit qu'à une certaine époque, elle a eu, dans une seule journée, jusqu'à 52 crises vertigineuses et syncopales !

Physiologie pathologique des accidents nerveux.

Il est important de constater que, dans le syndrome de Stokes-Adams, les accidents nerveux sont immédiatement précédés d'une accentuation du ralentissement du pouls, pouvant aller jusqu'à l'arrêt complet. Ce qui frappe, dit M. Gallavardin, « c'est l'antériorité des modifications du rythme sur les accidents nerveux. Dans toutes les observations suffisamment détaillées, on voit l'arrêt ou le ralentissement des pulsations précéder très nettement les crises, à tel point que parfois, le doigt sur le pouls ou l'oreille sur la paroi précordiale, l'observateur pouvait annoncer une crise syncopale ou épileptiforme avant son apparition ».

Il n'y a donc pas une simple coïncidence entre l'abaissement du chiffre des battements cardiaques et l'apparition des troubles nerveux, mais une relation de cause à effet.

La rareté des contractions cardiaques entraîne une irrigation défectueuse de l'encéphale : et les crises seront la conséquence de l'ischémie des centres nerveux.

La durée de cette anémie des centres nerveux commande le degré d'intensité des accidents nerveux. Il résulterait d'un grand nombre d'observations, indique M. Josué, qu'un intervalle de trois à cinq secondes entre deux contractions cardiaques produit le vertige ; si cet intervalle dure sept à huit secondes, il y a une syncope, et s'il se prolonge quinze à vingt secondes, on voit apparaître la crise épileptiforme. Ces chiffres d'ailleurs ne sont fournis qu'à titre d'exemple, car il est bien évident qu'ils varient avec les susceptibilités individuelles de chaque sujet : *ainsi, chez notre malade, où un intervalle de trente secondes a cependant été constaté entre deux battements cardiaques au cours d'une crise, celle-ci n'a point été du type épileptiforme.*

Les données précédentes concernant le mécanisme de production des accidents nerveux ont été vérifiées expérimentalement : ainsi Küssmaul et Tenner ont provoqué cette anémie encéphalique par la ligature des carotides chez l'animal, et la compression un peu prolongée de ces vaisseaux chez l'homme ; ils ont, de cette façon, déterminé syncopes et crises épileptiformes.

Donc, les accidents nerveux relèvent d'une insuffisance circulatoire encéphalique, consécutive elle-même au ralentissement des contractions cardiaques, à la bradycardie, que nous indique le ralentissement du pouls. Et le symptôme bradycardie, s'il n'est pas le plus émouvant du tableau du syndrome de Stokes-Adams, n'en est pas moins le phénomène essentiel.

Description des crises nerveuses, avec leurs particularités cliniques, présentées par notre malade.

Les crises nerveuses sont constituées, chez elle, par des *vertiges* ou des *syncopes*.

a) Les *crises vertigineuses* débutent par une sensation de resserrement des tempes, bientôt suivie d'éblouissement, puis de vertige. Quelquefois la crise, alors très légère, s'arrête même au stade d'*éblouissement*, sans se manifester par le vertige proprement dit : il en a été ainsi fréquemment, il y a quelques années, pendant une longue période de trois ans environ.

b) Les *crises syncopales* peuvent apparaître dans diverses conditions :

Parfois, elles débutent par une crise vertigineuse.

D'autres fois, ce sont des troubles cardiaques qui ouvrent la scène : la malade ressent une vive oppression dans la région précordiale, son cœur se met à battre d'une façon précipitée, il y a là une courte phase de tachycardie prémonitoire, à laquelle fait suite l'arrêt du cœur et la perte de connaissance.

Enfin, souvent, depuis quelques années surtout, c'est par le tableau de l'*angine de poitrine* que la crise syncopale est annoncée, et la malade en donne une description parfaite : « Il me semble, dit-elle, que des griffes de fer s'enfoncent dans ma poitrine. » Elle a aussi la sensation qu'un lourd rouleau passe sur son thorax et l'étouffe. En même temps que la violente douleur précordiale et la sensation de constriction thoracique, elle éprouve aussi des douleurs dans la partie gauche du cou, s'irradiant dans le membre supérieur gauche, surtout le long du bord interne, jusqu'au petit doigt. Une angoisse inexprimable accompagne ces douleurs : la malade croit qu'elle va mourir ; elle est pâle, ses extrémités se refroidissent, et elle tombe en syncope.

Cette syncope a une durée variable, difficile à préciser d'après les dires de la malade : mais dans le service, une syncope a été, un jour, très attentivement observée : elle a duré une demi-minute ; et, remarque importante, *pendant la durée de cette syncope, le cœur avait cessé complètement de battre.*

Cet arrêt complet des battements cardiaques au cours des crises syncopales, s'il n'est pas très fréquent dans le syndrome de Stokes-Adams, a été cependant quelquefois constaté : et, entre autres, Jellinek et Cooper, dans deux observations, sur six qu'ils ont publiées, ont remarqué que le pouls s'arrêtait toujours avant le début de l'attaque et ne reparaissait qu'après sa terminaison ; de plus, il ne reprenait parfois son rythme habituel ralenti qu'après quelques secondes d'accélération. C'est aussi le cas chez notre malade : *quand elle se ranime, le cœur bat précipitamment* ; il y a d'abord de la tachycardie, du moins relative, avant que le pouls n'ait repris sa lenteur ordinaire.

Quelquefois, à la fin de la crise syncopale, se produisent quelques légers mouvements convulsifs des membres ; mais, nous l'avons déjà fait observer plus haut, bien que la crise ait parfois une longue durée, elle ne prend jamais l'aspect d'une crise épileptiforme.

Enfin, quand la malade va reprendre connaissance, il se produit un phénomène curieux : sa figure rougit, ainsi que la partie supérieure du corps, cou et haut du thorax. C'est là un *érythème critique*, qui rappelle tout à fait celui que M. le Pr Gilbert et M. le Dr Descomps, son chef de clinique adjoint, ont décrit chez certains malades, à la fin des crises d'angine de poitrine, vraie ou fausse.

Eulenburg et Mendelssohn avaient dit que la peau rougit parfois à la fin des accès d'angor pectoris. Mais ils n'avaient que vaguement signalé cette manifestation vaso-motrice, dont MM. Gilbert et Descomps devaient donner une description complète : « C'est, écrivent-ils, d'abord une rougeur diffuse, envahissant brusquement et simultanément *la face, les régions cervicales, les épaules et les parties hautes du thorax*, tant en avant sur la poitrine qu'en arrière dans le dos. Sur cette rougeur initiale discrète apparaissent bientôt de petites taches rubéoliformes, d'un rouge beaucoup plus vif, presque rouge pourpre, à peine saillantes. Ces taches hyperémiques se groupent en îlots, de forme et d'étendue variables. De cette confluence résultent des placards à contours toujours irréguliers, rappelant les découpures tourmentées des jeux de patience... »

En plus de la localisation de cette éruption fàcio-cervico-thoracique, ces auteurs font remarquer « *le rapport entre l'apparition de l'érythème et la cessation de la crise angineuse* ». Cet érythème indique la fin de l'accès angineux : il s'accompagne d'une sensation de détente et de bien-être qui remplace les douleurs et l'angoisse.

« Ces phénomènes vaso-moteurs, est-il encore dit, rappellent singulièrement et par leurs caractères propres, et par leur localisation à la face, au cou, au thorax, l'*érythème pudique* ; nous devons même ajouter un autre point de ressemblance : c'est l'affinité de l'érythème angineux pour le *sexe féminin*, tous les cas observés s'étant rencontrés chez des femmes.

Cette particularité étiologique mise à part, l'érythème de l'angor pectoris se rapproche singulièrement de celui que déterminent les inhalations de *nitrite d'amyle*... » En effet, celles-ci provoquent un érythème analogue, mais cependant généralement plus diffus.

Il était intéressant de rappeler les points principaux de la description de cet érythème critique de l'angine de poitrine, puisque cet érythème se retrouve, avec ses caractères particuliers, à la fin des crises syncopales de notre malade.

En résumé, parmi les particularités cliniques qu'offrent, chez notre malade, les crises nerveuses qui sont *vertigineuses* ou *syncopales*, il y a surtout à noter le *syndrome d'angine de poitrine*, par lequel débutent certaines crises syncopales, l'*arrêt complet des battements du cœur au cours de ces crises*, et enfin l'apparition d'un *érythème critique*, à localisation facio-cervico-thoracique, à la fin de ces crises.

*
* *

Associations morbides pouvant être rencontrées dans le syndrome de Stokes-Adams.

Il convient encore, en présence d'un syndrome de Stokes-Adams, d'examiner avec soin les différents organes et appareils.

Ainsi pourront être découverts certains symptômes, de nature à éclairer l'étiologie de l'affection ou révélant des associations morbides qui aggravent le pronostic, telles que *tabès* fruste ou confirmé, *néphrite chronique, aortite et anévrysme aortique, lésions valvulaires.*

Les lésions valvulaires, en particulier, existent fréquemment chez les sujets présentant le syndrome de Stokes-Adams. M. le Dr Jomier, chef de clinique, a établi, à cet égard, une statistique, d'après laquelle, dans 70 p. 100 des cas de ce syndrome, il y aurait coexistence de lésions valvulaires. En effet, sur 50 observations de pouls lent permanent qu'il a étudiées à ce point de vue, il a trouvé dans 16 cas des lésions mitrales ; dans 18 cas des lésions aortiques, et dans 1 cas à la fois lésion aortique et lésion mitrale. Au total, 35 cas avec lésions valvulaires sur 50.

Nous reviendrons, au chapitre de l'étiologie, sur cette coexistence fréquente (déjà notée par Stokes), des lésions valvulaires chez les individus atteints d'un Stokes-Adams ; et nous verrons qu'elle n'a rien qui doive surprendre.

Notre malade présente, elle aussi, une lésion valvulaire :

il s'agit d'un *rétrécissement aortique*, qui se manifeste par un souffle systolique, en jet de vapeur, intense dans le voisinage de la base, s'affaiblissant vers la pointe et sans propagation vers l'aisselle. L'observation clinique (pointe du cœur abaissée, mais très peu déjetée en dehors, augmentation de l'aire de submatité précordiale) et surtout l'orthodiagraphie (qui montre une aire cardiaque beaucoup plus étendue que normalement), permettent de constater une *hypertrophie du cœur*, portant surtout sur le ventricule gauche ; c'est grâce, d'ailleurs, à cette hypertrophie que la lésion aortique est heureusement compensée.

De plus, la radiographie et surtout la radioscopie ont permis de déceler l'existence d'une *petite poche anévrysmale*, au niveau du bord gauche de la crosse de l'aorte, ce que n'aurait pu faire l'examen clinique usuel. (Voir radiographie.)

Du côté du système nerveux, on note une *abolition complète des réflexes rotuliens et achilléens.*

Lésion aortique, anévrysme aortique, abolition des réflexes, auront à retenir notre attention, quand nous étudierons l'étiologie possible du syndrome observé chez notre malade.

*
* *

Évolution habituelle du syndrome de Stokes-Adams.

On considère, ainsi qu'il a été établi par MM. Vaquez et Esmein, que le syndrome de Stokes-Adams, dans sa forme la plus habituelle, présente deux phases dans son évolution.

Dans une *première phase*, le ralentissement du pouls, la bradycardie n'est que *paroxystique* ; et les troubles nerveux apparaissent à ces moments, plus ou moins fréquents, où les contractions cardiaques deviennent plus rares qu'en temps ordinaire.

Dans une *deuxième phase*, le pouls est ralenti d'une façon constante, la bradycardie est devenue *permanente*. Mais, généralement, dans cette période, les accidents nerveux disparaissent : on en explique la disparition par une « sorte d'adaptation des centres nerveux à l'ischémie qui résulte de la lenteur des contractions » (Vaquez). Sans doute, *l'encéphale reçoit moins souvent l'ondée sanguine indispensable, mais il la reçoit régulièrement* : aussi arrive-t-il à s'accommoder d'un apport moins fréquent de sang, et les accidents nerveux de la première phase, qui résultaient d'un trouble circulatoire survenant à l'improviste dans l'encéphale, ne se produisent dès lors plus.

Il en résulte que dans cette deuxième phase, à l'inverse de la première, le pronostic est relativement favorable : il n'est pas rare de rencontrer des sujets qui, ayant heureusement franchi la première période périlleuse, ont pu, avec leur bradycardie devenue permanente, parvenir à un âge très avancé. Wenckebach rapporte, à ce propos, l'exemple de Sir William Gairdner, célèbre clinicien anglais : « Je le vis, dit-il, à Edimbourg ; il avait alors 84 ans, et il vécut encore deux années. » Son pouls était cependant ralenti depuis de nombreuses années.

On conçoit donc avec quelle attention il faut, en présence d'un *pouls lent permanent sans accidents nerveux*, s'enquérir des antécédents du sujet : car on pourra retrouver dans son passé l'existence de crises nerveuses plus ou moins intenses, et déterminer ainsi l'époque où il était atteint d'un syndrome de Stokes-Adams complet.

Ainsi, on parle quelquefois de *pouls lent physiologique*, chez des personnes dont l'état général ne paraît pas altéré. (On devrait, d'ailleurs, remarque M. Gallavardin, remplacer ce terme par celui de *pouls lent toléré*.) Mais, après un interrogatoire minutieux qui découvrirait quelquefois des troubles nerveux éloignés, on pourrait, dans certains cas, rapporter ce ralentissement toléré du pouls à un syndrome de Stokes-Adams ancien.

Par exemple, il est classique, quand on parle de pouls lent permanent, de citer l'exemple de Napoléon Ier dont le pouls, au dire de Corvisart, ne battait que 40 fois à la minute. Or, les indiscrétions de l'Histoire apprennent que l'Empereur avait présenté dans sa jeunesse des crises syncopales répétées : cela permettrait de supposer, comme le dit Esmein, que « vraisemblablement il avait été atteint à cette époque d'un Stokes-Adams, dont son pouls lent permanent était le reliquat ».

Si, dans sa forme habituelle, le syndrome de Stokes-Adams évolue comme il vient d'être dit, cependant ce n'est point là une règle constante : aussi bien, M. Vaquez le fait-il observer ; Gallavardin, Josué, Renault, Lian et Martinguay, Carrion, d'autres encore ont publié des observations de pouls lent permanent avec persistance des accidents nerveux. Birotheau (*Thèse*, Paris, 1911) qui a analysé à ce point de vue, plusieurs observations, en rapporte divers exemples.

Et chez notre malade, il en est ainsi : *son pouls, qui bat 24 à 30 fois à la minute, est ralenti d'une façon permanente,* et néanmoins *les crises nerveuses ont subsisté* : elle est atteinte, à intervalles variables, quelquefois de crises syncopales, plus souvent de crises vertigineuses ou d'éblouissements.

CHAPITRE V

DIAGNOSTIC DIFFÉRENTIEL

(FAUSSES BRADYCARDIES)

On doit, en présence d'un syndrome de Stokes-Adams, chercher à préciser le mécanisme du ralentissement du pouls.

Or, il peut y avoir quelquefois bradysphygmie, sans bradycardie vraie, c'est-à-dire sans que le nombre de contractions cardiaques soit réellement inférieur au chiffre normal. Le ralentissement du pouls peut, en effet, être dû à ce que certaines contractions cardiaques sont trop faibles pour se manifester par une pulsation radiale appréciable ; on dit alors, qu'il y a *fausse bradycardie*, ou encore pseudo-bradycardie.

D'où la nécessité de rechercher d'abord si le ralentissement du pouls ne relève pas d'une fausse bradycardie.

Nous ne ferons que signaler brièvement le *pouls intermittent des asystoliques*, dont certaines contractions cardiaques avortées n'arrivent pas au pouls. Cela ne nous paraît pas devoir être, dans l'étude qui nous intéresse, une cause d'erreur : chez notre malade, en particulier, aucun signe d'asystolie.

Mais ce phénomène de la bradysphygmie sans bradycardie

4

vraie, peut être observé quand le cœur est le siège d'*extra-systoles*, se produisant dans certaines conditions que nous aurons à déterminer.

Pseudo-bradycardie par extrasystoles.

Pour définir ce qu'on entend par extrasystole, il est utile de rappeler certaines notions :

Si l'on fait porter sur un *muscle ordinaire* des excitations répétées et de plus en plus rapprochées, les contractions ainsi obtenues se surajoutant les unes aux autres finissent par mettre le muscle en état tétanique.

Avec le *muscle cardiaque*, avec le cœur, il n'en est point ainsi. Car, par le fait même qu'il s'est contracté, le cœur devient, pour un certain temps, incapable de répondre par une contraction à une nouvelle excitation; autrement dit, chacune de ses contractions le rend passagèrement inexcitable : c'est la *loi de l'inexcitabilité périodique du cœur*, qu'ont établie les travaux de Marey (1876), repris et complétés par Dastre, Engelmann, Gley.

L'existence de cette loi particulière nous rend compte du rythme du cœur : car de par chaque contraction ou systole, le muscle cardiaque entre, suivant l'expression de Marey, en *période réfractaire* : une phase de repos, de relâchement diastolique succède nécessairement à chaque contraction du myocarde.

Mais pendant cette période de repos, pendant la diastole, le cœur récupère progressivement son excitabilité, ce qui permettra bientôt à l'excitant physiologique de déterminer à nouveau une systole. Alors recommence une révolution cardiaque.

On comprend donc qu'à partir d'un certain moment dans la diastole, le cœur se trouve dans un état d'excitabilité *relative*, d'autant plus grande qu'on est plus proche de la fin de la période diastolique : qu'une excitation anormale agisse alors sur le cœur, celui-ci se contractera; il se contractera avant l'instant où régulièrement devait avoir lieu la systole de la révolution cardiaque suivante: une contraction prématurée serait ainsi produite, c'est l'*extrasystole* de Marey.

La systole, qui suit cette extracontraction ou extrasystole, ne s'effectuera point au moment où elle aurait dû apparaître normalement : c'est plus tardivement qu'elle se produit; il y a, en effet, après l'extrasystole une période de repos, que Marey appelle le *repos compensateur*, d'autant plus longue que l'extrasystole était davantage prématurée. Par suite de ce repos compensateur, la durée des deux révolutions cardiaques, la normale et l'extrasystolique, est sensiblement égale à la durée de deux révolutions cardiaques normales.

S'il y a production régulière d'une extrasystole après chaque contraction normale, le cœur présentera un *rythme couplé*, chaque couple étant constitué par la systole normale suivie d'une extrasystole. Le rythme couplé sera dit *continu*, s'il persiste de quelques heures à plusieurs jours, et *transitoire*, s'il se produit à intervalles plus ou moins éloignés, ne durant que quelques minutes.

Ce rythme couplé du cœur se traduira au pouls généralement par un couple de pulsations : la première, forte, correspond à la systole; la deuxième, moins énergique et suivant de près la première, correspond à l'extrasystole : on a alors ce qu'on appelle un *pouls bigéminé*.

Mais, dans certains cas, malgré qu'il y ait au cœur après chaque systole proprement dite une extrasystole, on n'a cependant pas de pouls bigéminé. *Et seule la pulsation qui correspond à la systole est perçue à l'artère radiale* : il en résulte un espacement anormal entre deux pulsations radiales, d'où la sensation qu'a l'observateur d'un *pouls ralenti*; ce qui peut lui faire commettre une erreur, en lui faisant faussement croire à une bradycardie.

Comment se fait-il donc que, dans ces cas, l'extrasystole ne se manifeste point à l'artère radiale par une pulsation?

C'est que l'extrasystole s'est produite très précocement, à un moment très proche de la systole normale précédente. Dans ces conditions, d'une part, sa force est très réduite, car le myocarde commençait à peine à récupérer son excitabilité; d'autre part, la diastole venant seulement de débuter, le ventricule n'avait encore reçu qu'une faible quantité de sang. Et il s'ensuit que la contraction extrasystolique faible ne peut chasser qu'une ondée sanguine minime. Rien d'étonnant, dès lors, que l'extrasystole ne se traduise au pouls par aucun soulèvement appréciable.

Par conséquent, sans qu'il y ait ralentissement parallèle des battements cardiaques, le chiffre des pulsations radiales sera inférieur au chiffre normal, puisque sur deux systoles du cœur (systole vraie et extrasystole), une seule se manifeste au pouls.

Ainsi se trouve expliqué le ralentissement du pouls lié à une bradycardie qui n'est qu'apparente, à une pseudo-bradycardie extrasystolique.

Diagnostic des pseudo-bradycardies extrasystoliques.

Chez beaucoup de malades, les extrasystoles s'accompagnent de signes subjectifs très nets, palpitations, sensation de choc précordial avec angoisse. Mais il est aussi des cas de pseudo-bradycardies extrasystoliques où ces sensations ne sont pas éprouvées; et c'est en réalité sur les signes objectifs qu'il faut s'appuyer pour déceler les extrasystoles.

Palpation. — Si l'on place une main sur la région précordiale, tandis que de l'autre on consulte le pouls, on pourra, après le battement cardiaque auquel correspond la pulsation radiale, percevoir un second battement, le battement de l'extrasystole. Et l'on sera même parfois surpris de l'énergie particulière du choc de la pointe, bref et rapide ; ceci pouvant peut-être s'expliquer par le fait « que le cœur est encore tout près de la paroi thoracique, par suite du choc de sa pointe lors de sa dernière contraction normale : qu'une extrasystole survienne alors, le cœur viendra facilement frapper la paroi encore proche ». (Leconte.)

Auscultation. — L'auscultation du cœur, *tandis que le doigt perçoit les pulsations radiales*, permet de reconnaître l'existence d'extrasystoles : on entend, en pareil cas, des bruits cardiaques, dont certains ne sont pas accompagnés d'une pulsation à l'artère radiale. Mais suivant que l'extrasystole se produit plus ou moins longtemps après la systole normale, l'oreille percevra des sensations différentes.

Si l'extrasystole se produit en pleine diastole, on entendra, après les deux bruits de la révolution cardiaque normale, deux autres bruits correspondant à l'extrasystole : d'où *rythme à quatre temps*.

Mais si l'extrasystole se produit plus tôt dans la diastole, c'est-à-dire à un moment rapproché de la systole normale, le ventricule, ainsi qu'il a été déjà dit, renferme encore trop peu de sang pour pouvoir soulever les valvules sigmoïdes et le projeter dans le système artériel : le bruit correspondant à la fermeture de ces valvules ne se produira dès lors pas; et seul existera le bruit provenant de l'occlusion des valves auriculo-ventriculaires. Donc, après les deux bruits de la révolution cardiaque normale, on entendra seulement un troisième bruit, dû à la contraction extrasystolique : et on aura ici un *rythme à trois temps*, suivi d'un long silence en rapport avec le repos compensateur.

Cette variété d'extrasystole qui fournit le rythme à trois temps est celle qui nous intéresse particulièrement : c'est celle, en effet, qui ne se manifestant en aucune façon au pouls peut faire songer, à tort, à une bradycardie. (M. Vaquez fait cependant remarquer que dans certains cas où le cœur présente un rythme à quatre temps, les deux derniers étant dus à l'extrasystole, on ne compte qu'une seule pulsation artérielle, en rapport avec la systole vraie : ce sont des cas où l'extrasystole a projeté une quantité de sang assez importante pour soulever les valvules sigmoïdes, sans l'être assez pour provoquer un soulèvement de l'artère radiale.)

Le troisième bruit, dans ce rythme à trois temps d'origine extrasystolique, présente une intensité et un éclat particuliers : phénomène qui, d'après Potain, est en relation avec la fermeture énergique des valvules auriculo-ventriculaires. En effet, dit M. Vaquez, « ces valves sont soulevées progressivement par le sang qui afflue dans les ventricules pendant la diastole, si bien qu'au moment de la systole, elles sont déjà à demi fermées, et le faible déplacement occasionné par leur clôture se fait sans grand bruit. Mais s'il se produit une extrasystole hâtive, à l'instant où le ventricule est encore vide de sang, les valves passent brusquement d'une position extrême à l'autre, elles subissent un déplacement aussi rapide qu'étendu, et frappant fortement alors l'une contre l'autre, elles donnent lieu à un bruit d'une vigueur particulière ».

Méthode graphique. — Enfin, dans les cas où après cet examen clinique, on aurait encore quelques doutes, on prendrait simultanément un tracé du choc de la pointe du cœur et un tracé du pouls radial. En comparant ainsi le *cardiogramme* avec le *sphygmogramme*, on découvrirait la présence de battements extrasystoliques, se manifestant sur le cardiogramme, mais pas sur le sphygmogramme, et à plus forte raison non perceptibles au doigt appliqué sur l'artère radiale.

Ainsi serait faite la preuve d'une fausse bradycardie extrasystolique.

*
* *

Pseudo-bradycardies extrasystoliques pouvant rappeler le syndrome de Stokes-Adams.

Si nous venons de parler assez longuement des pseudo-bradycardies extrasystoliques, c'est que certaines de leurs formes peuvent rappeler le syndrome de Stokes-Adams : les cas sont déjà assez nombreux où des troubles nerveux accompagnaient le ralentissement du pouls, qui avait pour origine une *fausse bradycardie par extrasystoles, apparaissant de façon régulière et durable.*

Ces extrasystoles, très précoces, c'est-à-dire se produisant à un moment très rapproché de la systole normale qui les précède, sont, nous l'avons vu, incapables de projeter dans le système artériel une onde sanguine suffisante, si bien qu'elles ne se manifestent nullement à l'artère radiale par une pulsation : on comprend donc que ces extrasystoles inefficaces soient une cause d'irrigation sanguine insuffisante de l'encéphale, ce qui entraînera des troubles nerveux.

Ces troubles ne sont, il est vrai, généralement pas très accusés : ils se bornent, le plus souvent, à des éblouissements, des vertiges passagers, sans que cela soit une règle absolue.

Voici quelques exemples de ces fausses bradycardies extrasystoliques, où des accidents nerveux ont été signalés.

W. James a observé un malade de 55 ans dont le pouls n'était à certains moments que de 30 à 36 à la minute et qui alors présentait des étourdissements, des vertiges, suivis exceptionnellement de perte de connaissance. L'auscultation et les tracés lui permirent d'attribuer le ralentissement du pouls à des extrasystoles se produisant régulièrement après chaque contraction normale.

Ortner avait aussi rapporté un fait analogue.

Heitz et Pouliot ont publié trois observations, recueillies dans le service de leur maître P. Merklen, de malades ayant une double lésion mitrale, rétrécissement et insuffisance, et qui présentaient, à certaines périodes, un ralentissement du pouls accompagné d'étourdissements et de vertiges : il s'agissait encore d'un rythme couplé du cœur, dont les extrasystoles n'étaient pas perçues à l'artère radiale, d'où pouls ralenti. Leur troisième malade fut particulièrement bien observé pendant plus d'un an : à plusieurs reprises, des vertiges et étourdissements coïncidèrent avec le ralentissement du pouls, tombé une fois à 26 pulsations à la minute. L'auscultation du cœur décelait alors, après chaque systole normale, une et quelquefois même deux extrasystoles ventriculaires : le chiffre des contractions ventriculaires était considérablement plus élevé que celui des pulsations radiales, et il n'y avait, par conséquent, pas de bradycardie véritable.

Esmein, chez un malade présentant un ralentissement du pouls, d'ailleurs variable, accompagné d'accidents nerveux, a aussi constaté, par la méthode graphique, « l'existence d'extrasystoles non perceptibles au pouls survenant presque régulièrement après chaque contraction du cœur ».

*
* *

LE RALENTISSEMENT DU POULS N'EST PAS, CHEZ NOTRE MALADE, DU A UNE FAUSSE BRADYCARDIE EXTRASYSTOLIQUE.

Mais notre observation ne doit, en aucune façon, rentrer dans ce groupe des fausses bradycardies extrasystoliques, dont il vient d'être question.

La permanence du ralentissement du pouls, constaté chez notre malade, irait déjà contre cette hypothèse, car « *le pouls ralenti par extrasystoles n'est qu'exceptionnellement d'une lenteur invariable*, et le plus habituellement, on le voit perdre par moments ce caractère et battre sur un rythme nouveau qui le ramène à la normale ou qui fait apparaître d'une façon manifeste les extrasystoles qui, jusqu'alors, ne se communiquaient pas au pouls » (Vaquez).

D'autre part, les troubles nerveux liés à ces fausses bradycardies extrasystoliques sont généralement peu intenses et constitués surtout par des éblouissements et des vertiges légers. Or, notre malade est atteinte parfois de crises syncopales.

Enfin, l'auscultation la plus attentive du cœur n'a nullement révélé ici l'existence d'extrasystoles. L'examen des électro-cardiogrammes aurait d'ailleurs levé tout doute à ce sujet, s'il en eût existé.

Conclusion : *au ralentissement du pouls correspond chez notre malade un ralentissement égal des contractions ventriculaires ; il s'agit, par conséquent, d'une bradycardie véritable*, dont au chapitre suivant nous étudierons la pathogénie.

CHAPITRE VI

PATHOGÉNIE

Quelques développements assez longs étant nécessaires au cours de ce chapitre, nous le diviserons, pour plus de clarté, en quatre articles.

Dans un premier article, nous énoncerons par quel mécanisme pathogénique l'on explique actuellement, dans l'immense majorité des cas, le syndrome de Stokes-Adams.

Le deuxième article sera consacré à l'exposé des arguments sur lesquels repose cette théorie pathogénique moderne.

Puis, dans un troisième, nous examinerons si quelques restrictions ne doivent cependant pas être apportées à cette théorie.

Enfin, dans un quatrième et dernier article, nous rechercherons spécialement chez notre malade quelle est la pathogénie du syndrome qu'elle présente.

ARTICLE PREMIER

Le Syndrome de Stokes-Adams est dû, généralement, à une lésion du faisceau de His.

Ainsi que nous l'avons rappelé dans l'aperçu historique, on avait attribué pendant longtemps une origine nerveuse au syndrome de Stokes-Adams.

Mais, aujourd'hui, il est bien établi que, dans la très grande majorité des cas, sinon toujours, ce syndrome relève d'une *lésion intracardiaque siégeant au niveau du faisceau de His.*

Par suite de l'altération du faisceau de His, en effet, le nombre des contractions ventriculaires devient inférieur au chiffre normal, d'où ralentissement du pouls. Cette bradycardie ventriculaire entraîne l'anémie de l'encéphale, qui, à son tour, cause certains troubles nerveux : ceci d'ailleurs a déjà été exposé, au chapitre de la symptomatologie, lors de la description des accidents nerveux du syndrome de Stokes-Adams.

Nous donnerons donc quelques détails sur le trouble du rythme cardiaque déterminé par l'altération du faisceau de His.

Conséquence de l'altération du faisceau de His : bradycardie ventriculaire par dissociation auriculo-ventriculaire.

Les notions, qui ont été rapportées au chapitre deuxième, sur la contraction cardiaque, l'excitation de la contraction, et la voie de conduction de cette excitation, permettent de comprendre le désordre qu'entraîne, dans le fonctionnement du cœur, un trouble dans la conductibilité intracardiaque ; en particulier, l'on comprend facilement que, si le trouble de la conductibilité siège au niveau du faisceau de His, on observe une modification dans le rythme ventriculaire, puisque c'est par l'intermédiaire du *faisceau de His* que parvient aux parois ventriculaires l'excitation partie du *sinus reuniens* et du *nodule de Keith et Flack.*

Si le faisceau de His est altéré, à chaque contraction auriculaire ne succédera plus régulièrement, comme à l'état normal, une contraction ventriculaire : les oreillettes se contracteront bien selon le mode normal, puisqu'elles reçoivent normalement le stimulus cardiaque ; mais les ventricules se contracteront selon un mode nouveau, ils se contracteront moins souvent, par suite de l'obstacle apporté à la conduction de l'excitation des oreillettes aux ventricules : il y aura, par conséquent, *bradycardie ventriculaire*, par le fait d'une *dissociation auriculo-ventriculaire*. Cette expression de dissociation auriculo-ventriculaire a été employée pour la première fois par Chauveau, qui avait remarqué que, dans certaines conditions, il n'y avait plus une harmonie parfaite entre le rythme auriculaire et le rythme ventriculaire.

On emploie aussi, depuis Gaskell, l'expression de « blocage » du cœur (Heartblock des Anglais, Herzblock des Allemands), à propos de ce phénomène de la dissociation : on veut dire par là que l'excitation de la contraction cardiaque ne peut se propager normalement, étant arrêtée ou « bloquée » au passage de l'oreillette aux ventricules.

Suivant que la conduction de l'excitation de l'oreillette aux ventricules se fait mal ou ne se fait pas du tout, on a une *dissociation auriculo-ventriculaire incomplète* ou *complète.*

a) Dissociation auriculo-ventriculaire incomplète.

Dans ce cas, l'obstacle qui siège au niveau du faisceau de His n'est pas suffisant pour arrêter complètement toutes les excitations motrices : mais celles-ci ne peuvent franchir de façon normale le pont auriculo-ventriculaire. « Tout se passe, dit M. Gallavardin, comme si le faisceau de His opposait une résistance croissante et parfois infranchissable à la transmission de l'excitation. Certaines contractions auriculaires, mais certaines seulement, restent bloquées et ne descendent pas jusqu'au ventricule. » Il y a *herzblock partiel*, ou *blocage incomplet* : on constate alors des intermittences ventriculaires, survenant de façon irrégulière ou périodique : il y a donc bradycardie ventriculaire, puisque le nombre des contractions des ventricules est inférieur à celui des contractions des oreillettes, qui, lui, est resté normal.

b) Dissociation auriculo-ventriculaire complète.

Le pouvoir de conductibilité du faisceau de His est alors entièrement aboli : aucune excitation ne passe plus de l'oreillette au ventricule, car le faisceau auriculo-ventriculaire est trop altéré.

Le rythme auriculaire n'aura subi aucune modification ; mais le rythme ventriculaire sera tout à fait indépendant des contractions des oreillettes, car les excitations, qui déterminent la contraction auriculaire, sont toutes bloquées au passage auriculo-ventriculaire.

En raison de l'interruption totale de communication entre le myocarde auriculaire et le myocarde ventriculaire, il y a *blocage complet, herzblock complet.*

Les ventricules continuent cependant à se contracter rythmiquement, mais beaucoup moins souvent que les oreillettes : il y a encore bradycardie ventriculaire.

Mais puisque est interrompue la communication entre oreillettes et ventricules, et que par conséquent les ventricules ne peuvent plus recevoir le stimulus ou excitation, comment se fait-il donc que les ventricules ne cessent point de battre, mais se contractent sur un rythme ralenti ?

C'est qu'au niveau même du septum interventriculaire naissent des excitations qui commanderont désormais les contractions ventriculaires : en un point du trajet du faisceau primitif, situé naturellement au-dessous de la partie altérée de ce faisceau, une nouvelle zone de production d'excitations cardiaques va désormais manifester son action. Ce nouveau centre d'excitations ne fournira pas un nombre aussi élevé d'excitations que le centre supérieur de la région sinusale : et c'est pourquoi les ventricules battront sur un rythme plus lent que celui des oreillettes, mais qui suffit cependant à assurer la vie de l'individu.

Les ventricules obéissent alors à des excitations nées dans le département ventriculaire même du cœur : c'est pour cela que l'on a désigné cet état particulier sous le nom d'*automatisme ventriculaire*.

Citons, à ce propos, l'observation de Keith, et que rapporte Mackensie, d'un homme atteint de dissociation auriculo-ventriculaire complète depuis 18 ans. A l'autopsie, on constata que les fibres du faisceau de His, au-dessous de la partie détruite de ce faisceau, présentaient leur aspect normal. Si elles n'avaient rempli qu'un rôle de conduction, elles auraient dû subir dans leur aspect quelques modifications : Mackensie dit qu'il est naturel de penser que ces fibres devaient bien, dans ce cas, être la source des excitations des contractions des ventricules.

ARTICLE II

Arguments sur lesquels repose la théorie de la Pathogénie cardiaque (lésion du faisceau de His) du Syndrome de Stokes-Adams.

Nous venons de voir, à l'article précédent, que l'on explique, du moins dans la plupart des cas, le syndrome de Stokes-Adams par une lésion intracardiaque siégeant au niveau du faisceau de His et déterminant, de par cette localisation, une bradycardie ventriculaire par dissociation auriculo-ventriculaire.

En effet, des expériences de physiologie ont démontré que l'altération du faisceau d'union auriculo-ventriculaire entraîne cette bradycardie ventriculaire par dissociation entre oreillettes et ventricules.

De plus, à l'autopsie de sujets ayant présenté le syndrome de Stokes-Adams, on a constaté, maintes fois, des lésions au niveau du faisceau de His.

Enfin, chez nombre de malades présentant ce syndrome, les méthodes modernes d'exploration du cœur ayant permis d'établir l'existence d'une dissociation auriculo-ventriculaire, et certaines épreuves cliniques ayant fait constater l'immuabilité du pouls, on a pu conclure à une interruption de la conduction intracardiaque par lésion du faisceau de His.

Nous examinerons successivement ces trois ordres de faits.

§ 1er. — Production expérimentale de la bradycardie ventriculaire, avec dissociation auriculo-ventriculaire, par lésion du faisceau de His.

Les notions, rapportées plus haut au sujet des conséquences qu'entraîne l'altération du faisceau de His, sont fondées sur des expériences précises.

His junior n'avait pas seulement étudié l'anatomie du faisceau qui devait porter son nom ; il en avait aussi recherché la physiologie : « Le petit faisceau que j'ai décrit, dit-il, établit une union non seulement anatomique, mais aussi physiologique, entre l'oreillette et le ventricule. »

Après la section du faisceau auriculo-ventriculaire, il observa, en effet, que les oreillettes battaient sur un rythme différent de celui des ventricules ; ainsi, ayant fait cette expérience sur un chien, il constate « que pour trente pulsations régulières de l'oreillette, il se produit vingt pulsations régulières des ventricules ».

Fredericq, Hering, Erlanger, expérimentant surtout sur des chiens, ont obtenu aussi la dissociation auriculo-ventriculaire, par lésion du faisceau de His :

C'est ainsi qu'Erlanger eut l'idée d'observer les effets de la compression du faisceau de His ; il imagina, dans ce but, un instrument spécial, sorte de pince qui, après l'introduction dans le cœur d'une de ses branches, permet d'enserrer plus ou moins étroitement la région du faisceau de His.

Voici les résultats qu'il obtint : une striction légère augmente d'abord l'intervalle compris entre la contraction auriculaire et la contraction ventriculaire (intervalle qui, à l'état normal, est de 1/5e de seconde environ) ; il se produit ensuite une intermittence ventriculaire toutes les 8, 9, 10 contractions auriculaires. La striction étant un peu plus forte, les intermittences ventriculaires sont plus fréquentes : il s'en produit, par exemple, une toutes les 3 systoles auriculaires : ainsi se trouve réalisée une bradycardie ventriculaire, par *dissociation auriculo-ventriculaire incomplète.*

Que la compression du faisceau soit encore augmentée, et l'on constate qu'il n'existe plus aucun accord entre les systoles auriculaires et les systoles ventriculaires : les ventricules ne répondent plus aux excitations qui ont déterminé les contractions des oreillettes ; ils se contractent sur un rythme lent et tout à fait indépendant du rythme auriculaire. Il y a, en résumé, bradycardie ventriculaire par *dissociation auriculo-ventriculaire complète*, et si les ventricules continuent de battre, c'est par le fait de leur propre automatisme, ainsi qu'il a été expliqué précédemment.

Fredericq, par la compression du faisceau de His entre les mors d'une pince de Péan, et Hering, par la section du faisceau de His, constatent aussi le phénomène de la dissociation auriculo-ventriculaire. Dumas rapporte, dans sa thèse, qu'Hering aurait même observé, après section du faisceau de His, la dissociation auriculo-ventriculaire « sur un cœur d'homme ranimé par une circulation artificielle, onze heures après la mort ».

Nous citerons encore les expériences de Cohn et Trendelenburg chez le chien, le singe et la chèvre : la section du faisceau de His est toujours suivie de la suppression de la conduction de l'excitation des oreillettes aux ventricules et détermine la dissociation auriculo-ventriculaire.

W. E. Dixon sectionne également le faisceau de His dans le cœur du lapin, et observe le même phénomène : l'automatisme ventriculaire se manifeste ; le ventricule bat sur un rythme régulier, mais plus lent que celui des oreillettes.

§ 2. — Vérification anatomo-pathologique de lésions du faisceau de His, chez des sujets ayant présenté le syndrome de Stokes-Adams.

Les résultats de la Physiologie expérimentale démontrent donc qu'une altération du faisceau de His entraîne une bradycardie ventriculaire, par dissociation auriculo-ventriculaire.

Il était donc logique de se demander si les autopsies de malades ayant présenté le syndrome de Stokes-Adams (dont le symptôme capital, primordial, est le ralentissement du pouls ou mieux la bradycardie) ne feraient pas découvrir une lésion du faisceau de His, origine de cette bradycardie.

Et His, qui avait donné de ce faisceau auriculo-ventriculaire une description anatomique précise, His qui en avait indiqué le rôle physiologique, avait aussi prévu que ce faisceau devait être altéré chez les sujets atteints de ralentissement du pouls avec accidents nerveux. Les prévisions de His ont été, dans beaucoup de cas, justifiées par la réalité des découvertes d'autopsies.

Nous signalerons ici les principales variétés de lésions qu'il a été ainsi donné de constater au niveau du faisceau de His, chez des sujets ayant présenté, pendant leur vie, le tableau clinique du syndrome de Stokes-Adams.

a) *Lésions inflammatoires aiguës* (maladies infectieuses ayant déterminé un Stokes-Adams aigu : nous avons mentionné, au chapitre de la symptomatologie, cette forme aiguë, exceptionnelle, du syndrome étudié).

Exemples : *Diphtérie* : observation de Magnus-Alsleben (lésions de myocardite parenchymateuse du faisceau de His) ;

Blennorragie (septicémie gonococcique) : observation très

connue de Jellinek-Cooper-Ophüls (lésions de nécrose aiguë du faisceau de His, par suite de l'oblitération de l'artère de la cloison interventriculaire par thrombose infectieuse).

b) *Lésions de sclérose.*

(Cas de Aschoff, Barié et Cléret, Deneke, Esmein, Gibson, Karcher et Schaffner, Mosbacher, Schmoll, Stoerk, etc.)

c) *Dégénérescence calcaire.*

(Cas de Beck, Beeson, Courtois-Suffit et Chéné, Dufour, Monrad-Krohn, Souques et Chéné, Vickery, etc.)

d) *Dégénérescence graisseuse.*

(Obs. de Bergé et Pélissier, Buttler, Gibson, Stengel, etc.)

e) *Infarctus*, au niveau du septum interventriculaire.

(Obs. de Oddo et Sauvan, Monrad-Krohn.)

f) *Tumeurs.*

Noyau cancéreux (sarcome globo-cellulaire) : cas de Luce; lymphangio-endotheliome (obs. d'Armstrong et Munckeberg.)

g) *Lésions syphilitiques.*

Beaucoup de cas de syndrome de Stokes-Adams, plus de la moitié, suivant certains auteurs, reconnaissent pour cause la syphilis.

Les lésions de la région du faisceau de His peuvent se présenter alors sous la forme de lésions gommeuses, scléro-gommeuses, ou de lésions scléreuses simples, de type histologique ordinaire, mais dont l'origine syphilitique est établie en raison des antécédents du sujet et de la coexistence d'autres lésions spécifiques.

Nous reviendrons, au chapitre suivant, sur ce point. Mais nous indiquerons ici quelques-unes des nombreuses observations de Stokes-Adams, où l'autopsie fit découvrir des lésions de nature syphilitique, dans la région des fibres d'union auriculo-ventriculaires.

(Obs. de Ashton-Norris-Lavenson, Handford, Handwerck, Heinecke-Müller-Hösslin, Herxheiner et Khol, Keith et Miller, Robinson, Vaquez et Esmein, etc., etc.)

*
* *

Enfin, il convient de signaler que les cas de syndrome de Stokes-Adams congénital ont peut-être pour origine une *malformation congénitale* du faisceau de His ; (dans un cas de Van der Heuwel, on a incriminé la perforation du septum interventriculaire qui aurait atteint, en partie, le faisceau de His).

*
* *

On note que le degré de la dissociation auriculo-ventriculaire est en rapport avec l'étendue des lésions : à une dissociation incomplète correspond une lésion partielle du faisceau de His ; à une dissociation complète, une lésion altérant la totalité des fibres de ce faisceau.

---

§ 3. — Constatation de la dissociation auriculo-ventriculaire (au moyen de méthodes spéciales d'exploration du cœur) et de l'immuabilité du pouls (après certaines épreuves cliniques), dans les cas de syndrome de Stokes-Adams.

Nous établirons d'abord que la dissociation auriculo-ventriculaire est mise en évidence par certains procédés modernes d'exploration du cœur.

Puis, nous parlerons de l'immuabilité du pouls, que l'on observe après diverses épreuves cliniques.

L'ensemble de ces constatations permet de dire que c'est une lésion du faisceau de His qui a entraîné la bradycardie ventriculaire (d'où pouls lent), dans les cas de syndrome de Stokes-Adams.

A) Dissociation auriculo-ventriculaire constatée par les Méthodes nouvelles d'examen du cœur.

Nous commencerons par la *Radioscopie* : bien qu'en matière d'investigation sur la révolution cardiaque, les résultats qu'elle fournit ne soient pas à l'abri de toute critique, elle donne cependant d'utiles indications, qu'on confirmera et complétera par les méthodes graphiques.

Nous dirons donc ensuite comment les *méthodes graphiques* permettent d'observer l'existence d'une dissociation auriculo-ventriculaire.

I. — Radioscopie.

L'examen radioscopique permet de voir sur l'écran les contractions des cavités du cœur. A l'état normal, on constate que les contractions des ventricules succèdent *régulièrement* aux contractions des oreillettes, et qu'à chacune des systoles auriculaires fait suite une systole ventriculaire.

Dans certains cas de bradycardie, la *dissociation auriculo-ventriculaire* a pu être mise en évidence par la radioscopie : on remarque alors que, contrairement à l'état normal, le nombre des contractions auriculaires est plus élevé que celui des contractions ventriculaires ; on peut aussi, bien qu'avec une certaine difficulté, constater que très variable est l'intervalle qui sépare la systole des oreillettes de celle des ventricules.

Hoffmann, qui fut l'un des premiers à étudier les mouvements du cœur par l'examen aux rayons X, reconnaissait dans une de ses publications en 1900 les difficultés d'interprétation des résultats observés. Mais la méthode se perfectionne et, en 1907, Deneke pouvait écrire ces lignes : « La radioscopie permet d'observer très commodément les troubles de coordination entre les mouvements des oreillettes et ceux des ventricules dans les cas de bradycardie très marquée, et cet examen peut être fait par un grand nombre d'assistants... La radioscopie est de la plus grande utilité pour le diagnostic des troubles de transmission. » Et cet auteur rapporte une observation où il put apercevoir trois contractions auriculaires pour une seule pulsation radiale ; l'examen radioscopique lui permit de « compter les contractions de l'oreillette droite et de les comparer aux contractions du ventricule gauche. Le rapport fut trouvé de 3 à 1 ».

D'autres auteurs ont également publié des exemples de dissociation auriculo-ventriculaire, décelée par la radioscopie : tels Zeri, A. Schmidt, Heineke, Roos ; ainsi, ce dernier, dans un cas où le pouls radial battait de 30 à 40 fois par minute, put constater qu' « à une pulsation radiale correspondait toujours une seule contraction du ventricule gauche, et deux observateurs, comptant en même temps, purent établir qu'à une contraction du ventricule gauche correspondaient deux contractions auriculaires ».

De même, Brouardel et Villaret ont observé un cas typique de syndrome de Stokes-Adams, où le pouls, ralenti, ne battait que 30 fois environ par minute ; l'examen radioscopique ayant été pratiqué, ils purent en conclure « qu'il y a des contractions de l'oreillette indépendantes de celles du ventricule ; tandis que les oreillettes fournissent un nombre à peu près normal de pulsations, le ventricule est ralenti de moitié ». Roger, Baumel et Lapeyre ont aussi constaté dans un cas, par la radioscopie, la dissociation entre le rythme auriculaire et le rythme ventriculaire.

Mais, dans certains cas, où pourtant d'autres méthodes avaient décelé la dissociation auriculo-ventriculaire, la radioscopie n'a pas permis de faire ces constatations. (Lichteim, Hay.)

II. — Méthodes graphiques.
Phlébographie. — Œsophago-cardiographie.
Electro-cardiographie.

a) Tracés cardiovasculaires. — Phlébographie.

Pour se rendre compte exactement, sur un tracé, de la révolution cardiaque, il faut évidemment pouvoir surprendre toutes ses phases, tant celle de la contraction auriculaire que celle de la contraction ventriculaire.

Sphygmogramme. — Pour la contraction ventriculaire, on pourrait s'adresser au tracé du pouls radial, recueilli au moyen du *sphygmographe* de Marey. Chaque soulèvement du tracé sphygmographique correspond à une systole ventriculaire : on se souviendra que le pouls radial retarde sur la systole ventriculaire d'environ 1/10e de seconde, retard dû au temps nécessaire à l'ondée sanguine pour parvenir du cœur jusqu'à l'artère radiale. Mais il ne faudrait cependant pas croire que le tracé du pouls radial donne toujours une image fidèle des contractions ventriculaires : il peut, en effet, exister, dans certains cas, des contractions extrasystoliques trop faibles pour se manifester à l'artère radiale (nous en avons longuement parlé déjà au sujet de la possibilité de pseudo-bradycardies extrasystoliques). On commettrait alors une erreur en établissant un rapport numérique entre les systoles ventriculaires et les soulèvements dus au pouls radial.

Cardiogramme. — Cette erreur est évitée si on enregistre directement le choc de la pointe du cœur, à l'aide du *cardiographe*, car chaque systole ventriculaire se manifestera bien sur le cardiogramme. (On aura soin, d'après les indications de M. Pachon, pour plus d'exactitude, de recueillir ce tracé dans le décubitus latéral gauche.)

Phlébogramme jugulaire.

Mais si l'on peut par les tracés sphygmographiques, et encore mieux par les tracés cardiographiques, être renseigné sur les systoles ventriculaires, il n'en est pas de même pour les contractions auriculaires qui échappent à ces procédés (1).

Il est donc nécessaire d'employer une méthode qui permette d'inscrire sur un graphique et les contractions auriculaires et les contractions ventriculaires. Ce résultat est obtenu par la prise du *tracé des soulèvements de la veine jugulaire*, au moyen d'un instrument spécial, le *phlébographe*.

A l'état normal, pour chaque révolution cardiaque, le tracé veineux jugulaire présente *trois soulèvements*, chaque soulèvement étant suivi d'une dépression.

Le *premier soulèvement* correspond à la contraction de

(1) On pourrait cependant, paraît-il, découvrir quelquefois sur un cardiogramme des soulèvements en rapport avec la systole de l'oreillette.

l'oreillette droite : c'est donc un soulèvement *présystolique*; la première dépression qui suit le soulèvement est en rapport avec la fin de la contraction auriculaire.

Le *deuxième soulèvement* correspond au début de la systole ventriculaire : c'est un soulèvement *protosystolique*. Le mécanisme de sa production a été très discuté : ainsi, Mackensie l'a attribué à la transmission du pouls carotidien (l'artère carotide étant adjacente à la veine jugulaire), et pour cette raison désigne par la lettre C (carotidien) ce deuxième soulèvement ; Gehrardt, Friedreich ont prétendu que ce soulèvement était dû à l'ébranlement que l'aorte, au moment de la systole, détermine dans la veine cave supérieure et par suite dans la veine jugulaire ; pour d'autres enfin, Fredericq, Cuhsny, F. Franck, Bard, c'est la fermeture brusque des valves de la tricuspide, tendues et relevées au début de la systole ventriculaire, qui détermine dans le contenu sanguin de l'oreillette et de ses vaisseaux afférents une augmentation de pression ou peut-être simplement une onde de secousse, qui se manifeste à la veine jugulaire par ce deuxième soulèvement, dont il est question. Sans entrer dans le détail de ces discussions, nous retiendrons que ce deuxième soulèvement est protosystolique, et qu'il indique le début de la systole ventriculaire. Ce deuxième soulèvement est suivi, à son tour, d'une deuxième dépression.

Quant au *troisième soulèvement*, il se produit à la fin de la systole ventriculaire : c'est un soulèvement *télésystolique*. Ce troisième soulèvement(1) est aussitôt suivi d'une troisième dépression : cette dernière dépression marque le début même de la diastole ventriculaire, et elle est la conséquence de l'afflux du sang veineux vers le cœur.

En résumé, en raison du synchronisme de la contraction des cavités droites et de celle des cavités gauches du cœur, les trois soulèvements du tracé veineux jugulaire, que nous

(1) Il peut arriver (Bard) que ce troisième soulèvement se dédouble en deux ondes distinctes (télésystolique et diastolique).

venons de décrire, permettent de suivre la succession des phases de la révolution cardiaque : le premier soulèvement indique la systole des oreillettes; le deuxième et le troisième soulèvements nous avertissent du début et de la fin de la systole des ventricules : ils nous font assister, en quelque sorte, à la systole ventriculaire qui, disons-le en passant, paraît se faire en deux temps, puisqu'il y a, pour la période correspondant à la systole ventriculaire, deux soulèvements. Quant à la troisième dépression qui suit le troisième soulèvement, elle nous dit que la contraction cardiaque est terminée, puisqu'elle est la manifestation même du début de la diastole ventriculaire.

Utilité de l'inscription simultanée du tracé du pouls radial ou de celui du choc de la pointe du cœur avec le tracé veineux jugulaire.

Pour pouvoir lire avec facilité un tracé du pouls veineux jugulaire, il faut prendre *simultanément* un tracé du pouls radial ou un cardiogramme, afin d'avoir un repère pour la systole ventriculaire, repère que l'on reportera ensuite sur le tracé veineux; muni de ce point de repère précis, on pourra alors interpréter exactement les divers soulèvements et dépressions que présente le phlébogramme.

Il existe pour la prise simultanée des divers tracés cardio-vasculaires des appareils spéciaux : nous signalerons le polygraphe de Jacquet (la notation du temps devra aussi être prise avec soin, afin d'avoir une mesure exacte des intervalles séparant les divers accidents inscrits sur les tracés).

Tracés simultanés du pouls veineux jugulaire et du pouls radial.

Si l'on a pris le tracé du pouls radial *en même temps* que le tracé veineux jugulaire, on repérera sur le tracé radial la ligne ascensionnelle en rapport avec la diastole artérielle, ou ce qui revient au même avec la systole ventriculaire.

On établira ensuite le point correspondant sur le phlébogramme : on constate qu'il est constitué par une dépression : et c'est le soulèvement précédant immédiatement cette dépression ainsi repérée qui indique sur le tracé veineux jugulaire le début de la systole ventriculaire : on aura ainsi retrouvé le deuxième soulèvement protosystolique, dont il a été parlé précédemment. On comprend que ce deuxième soulèvement protosystolique veineux ne puisse coïncider lui-même exactement avec la ligne ascensionnelle marquant la diastole radiale : car, nous l'avons déjà dit, la systole ventriculaire proprement dite se manifeste, avec un retard de 1/10e de seconde, sur le tracé radial, par une ligne ascensionnelle.

Ayant ainsi reconnu sur le tracé jugulaire le deuxième soulèvement protosystolique, on saura que le soulèvement qui le précède (de 1/5e de seconde à l'état normal) est le premier soulèvement, c'est-à-dire le soulèvement présystolique, correspondant à la contraction auriculaire.

Quant au troisième soulèvement télésystolique de la contraction ventriculaire, il sera facile de le déterminer aussi : on sait, depuis Mackensie, que la troisième dépression du tracé veineux coïncide avec le dicrotisme normal du pouls ; il suffira donc « de marquer sur le tracé de l'artère radiale l'encoche caractéristique du dicrotisme, de reporter sur la courbe jugulaire le point synchrone qui lui correspond » (Vaquez). Ce point synchrone marquera la troisième dépression, et le soulèvement précédant cette dépression est le soulèvement recherché, à savoir le troisième soulèvement correspondant à la fin de la systole ventriculaire.

Tracés simultanés du pouls veineux jugulaire et du choc de la pointe du cœur.

Si c'est le cardiogramme qui a été pris simultanément avec le phlébogramme jugulaire, on repérera encore très facilement les divers soulèvements du tracé veineux.

Il suffira de savoir que la ligne ascensionnelle traduisant sur le cardiogramme le début de la systole ventriculaire coïncide avec le deuxième soulèvement du tracé veineux, qui correspond aussi au début de la contraction du ventricule. Muni de ce repère, on reconnaîtra sans difficulté les autres soulèvements et dépressions du graphique veineux.

Indications fournies par le tracé veineux jugulaire au cas de bradycardie ventriculaire avec dissociation auriculo-ventriculaire.

Donc, ainsi qu'il résulte des lignes qui précèdent, on peut suivre, sur un tracé veineux jugulaire, le mode de succession des contractions auriculaires et ventriculaires.

Dans le cas de bradycardie ventriculaire par dissociation auriculo-ventriculaire, on constatera que les soulèvements en rapport avec les contractions auriculaires sont plus nombreux que les soulèvements en rapport avec les contractions ventriculaires.

S'il s'agit d'une *dissociation auriculo-ventriculaire incomplète*, on verra que l'intervalle qui sépare le soulèvement d'origine auriculaire des soulèvements d'origine ventriculaire est plus long que normalement, ce qui indique que l'excitation cardiaque se transmet difficilement de l'oreillette au ventricule, par suite d'un obstacle au niveau du passage auriculo-ventriculaire ; on verra aussi qu'à certains moments, le soulèvement qui traduit la contraction de l'oreillette n'est pas suivi des soulèvements en rapport avec la systole ventriculaire, et on aura ainsi la preuve visible d'une intermittence ventriculaire.

S'il s'agit d'une *dissociation auriculo-ventriculaire complète*, on remarque que non seulement le nombre des soulèvements, par lesquels se manifestent les contractions auriculaires, est plus élevé que le nombre des soulèvements en rapport avec les contractions ventriculaires, mais encore qu'il n'existe plus un rapport chronologique quelconque entre les contractions auriculaires et les contractions ventriculaires.

Cette remarque sera d'autant plus aisée que l'on comparera le tracé veineux jugulaire avec le tracé du pouls radial. Tandis que le pouls radial est manifestement ralenti, les battements auriculaires se présentent avec leur rythme normal ; mais « ils n'affectent, avec les soulèvements radiaux, aucun rapport déterminé. Parfois, et c'est le cas le plus fréquent, ils s'effectuent sans donner lieu à aucune réponse du ventricule, et par conséquent de la radiale. Parfois, mais c'est un simple effet du hasard, ils se trouvent rapprochés de la pulsation radiale, sans que l'on puisse reconnaître entre eux l'intervalle normal qui, d'habitude, sépare une contraction auriculaire d'une contraction ventriculaire » (Vaquez). C'est qu'il s'agit alors d'un block complet auriculo-ventriculaire, avec automatisme ventriculaire, par suite de l'interruption de toute communication entre l'oreillette et le ventricule.

b) Œsophago-cardiographie.

Sur le tracé veineux jugulaire, ce sont les contractions des cavités droites du cœur qui se manifestent par divers soulèvements et permettent de se rendre compte de la révolution cardiaque.

Par le procédé de l'œsophago-cardiographie, ce sont les contractions des cavités gauches qui se traduiront sur le tracé par certaines ondulations. On aura ainsi un moyen de contrôler les données fournies par le phlébogramme jugulaire, et, en particulier, il sera facile de constater ainsi le synchronisme des contractions des cavités droites et gauches du cœur.

Voici quel est le principe de la méthode de l'Œsophago-cardiographie, dont l'idée première revient à Fredericq et son élève Saroléa, et que Minkowski et Rautenberg, en Allemagne, Vaquez, Lian, Clerc et Esmein, en France, ont ensuite reprise.

Dans la région sus-diaphragmatique, l'oreillette gauche est en contact direct avec l'œsophage thoracique, de telle sorte que les mouvements de l'oreillette gauche se communiquent à la paroi œsophagienne : par une technique appropriée, on introduit, à cet endroit de l'œsophage, une sorte de petite ampoule de caoutchouc, terminant une sonde œsophagienne (reliée elle-même par l'extrémité opposée à un appareil enregistreur) ; ainsi on verra s'inscrire sur le tracé les mouvements que l'oreillette gauche a imprimés, par l'intermédiaire de la paroi œsophagienne, à cette ampoule, préalablement gonflée d'air.

On obtient ainsi, pour une révolution cardiaque, *trois ondulations*, tout comme sur un tracé veineux jugulaire, ondulations d'ailleurs superposables aux ondulations du phlébogramme.

La *première ondulation* correspond à la systole auriculaire ; la *deuxième ondulation* marque le début de la systole ventriculaire ; quant à la *troisième ondulation*, elle répond à la terminaison de la contraction ventriculaire. Ces ondulations sont aussi séparées par des dépressions qui ont même signification que sur le tracé veineux jugulaire.

On assistera donc également, en analysant un tracé œsophagien, aux divers actes de la révolution cardiaque ; et, aussi facilement que sur un tracé veineux jugulaire, on y pourra découvrir des irrégularités dans le nombre et la succession des contractions auriculaires et ventriculaires.

La *dissociation auriculo-ventriculaire*, en particulier, s'y manifestera de façon évidente ; plusieurs observations ont été déjà rapportées de cas où cette méthode a indiqué une dissociation auriculo-ventriculaire. Nous citerons, entre autres, celle particulièrement intéressante de Janowski : chez un malade présentant un ralentissement du pouls, accompagné de crises syncopales et épileptiformes, cet observateur a pu, par le procédé de l'œsophago-cardiographie, constater la dissociation auriculo-ventriculaire ; les contractions des oreillettes étaient trois fois plus nombreuses que celles des ventricules ; chez ce même malade, il a pris simultanément un phlébogramme jugulaire et un œsophago-cardiogramme, et le synchronisme entre les contractions des cavités droites et gauches du cœur fut ainsi nettement établi.

c) Electro-cardiographie.

Tous les tissus et organes vivants sont producteurs d'énergie, et par suite sont le siège de phénomènes électriques ; ces phénomènes électriques sont d'autant plus appréciables que l'activité de ces tissus ou organes est plus grande : ainsi la production d'un courant électrique, lors de la contraction d'un muscle, a été bien démontrée.

Ces observations s'appliquent évidemment aussi au muscle cardiaque, et l'on a été ainsi amené à chercher à enregistrer les phénomènes électriques dont la contraction du cœur est l'origine.

L'*Electro-cardiographie* est donc une méthode qui consiste à représenter sur un tracé les variations des phénomènes électriques du cœur, pendant les temps successifs d'une révolution cardiaque.

Les expériences faites dans ce but portèrent d'abord sur les animaux ; puis Waller (de Londres) réussit, chez l'homme, à dériver à travers la peau intacte les courants électriques du cœur, ainsi qu'à en inscrire les variations périodiques.

Mais c'est Einthoven (de Leyde) qui, en imaginant son *galvanomètre à corde*, a permis de déceler et de recueillir avec précision les variations les plus légères de l'état électrique du cœur : ces variations se traduisent à l'appareil d'Einthoven par des oscillations d'un fil de quartz extrêmement ténu, tendu entre les deux pôles d'un électro-aimant ; ces oscillations, amplifiées par un verre grossissant, sont projetées, grâce à une source lumineuse disposée en arrière du fil de quartz, sur une pellicule photographique qui se déroule en un mouvement régulier.

On aura soin de mettre au repos le sujet, chez qui l'on veut pratiquer l'électro-cardiographie, afin d'éviter la production des courants d'action liés à l'activité des muscles, qui seraient une cause d'erreur.

La dérivation des phénomènes électriques du cœur est alors obtenue de la façon suivante : le sujet met soit chacune des deux mains, soit une main et un pied dans deux récipients différents, contenant une solution saline, et où plongent les électrodes reliées par des fils au galvanomètre à corde.

Voici comment se présente l'*électro-cardiogramme*, recueilli chez un individu normal. On y remarque *trois soulèvements*, en rapport avec la durée d'une révolution cardiaque : le *premier soulèvement*, de très faible amplitude, correspond à la *contraction de l'oreillette* ; le *deuxième* et le *troisième soulèvement*, d'amplitude plus grande, correspondent à la *contraction du ventricule* ; tandis que le deuxième soulèvement, très élevé (le plus élevé des trois), indique le début de la systole ventriculaire, le troisième soulèvement, bien moins accentué, coïncide avec la fin de cette systole. Quant à l'intervalle qui sépare le premier soulèvement du deuxième, il répond au temps de propagation de l'excitation, de l'oreillette au ventricule.

Einthoven, en enregistrant simultanément un électrocardiogramme, un cardiogramme et un phlébogramme, a bien établi la signification des soulèvements de l'électrocardiogramme : toujours le premier soulèvement précède la systole ventriculaire et est, par conséquent, d'origine auriculaire ; et les deuxième et troisième soulèvements, ainsi qu'en témoigne le cardiogramme, sont en rapport avec la systole ventriculaire.

Samoïloff, par ses expériences, a confirmé les résultats des travaux d'Einthoven : appliquant les électrodes *directe-*

ment sur le cœur de la grenouille, il constate que l'électrocardiogramme obtenu est semblable à celui que fournit le cœur de l'homme, et il observe à quelle phase de la révolution cardiaque répondent exactement les divers accidents du tracé : l'interprétation, plus haut rapportée, de ces accidents est ainsi reconnue exacte. De plus, Samoïloff, dans certaines de ses expériences, cherchant à étudier séparément les contractions des oreillettes et des ventricules, ne relie pas l'oreillette au galvanomètre : dans ces conditions, le soulèvement auriculaire présystolique est absent sur le tracé électro-cardiographique.

Pour ce qui est des deuxième et troisième soulèvements, il est, pour tous, certain qu'ils sont en relation avec la systole ventriculaire ; mais la raison intime de ce double soulèvement n'est pas nettement élucidée : il *semblerait*, remarque déjà faite à propos du phlébogramme jugulaire, que la systole ventriculaire s'effectue *comme* en deux temps ; et l'opinion de Nicolaï, à ce sujet, est que chacun de ces deux soulèvements correspond à la contraction de parties différentes du myocarde ventriculaire.

Les phases auriculaire et ventriculaire de la contraction cardiaque sont donc visibles sur l'électrocardiogramme : il s'ensuit que la *dissociation auriculo-ventriculaire* s'y traduira nettement.

Si la dissociation auriculo-ventriculaire est *incomplète*, on constatera que l'intervalle qui sépare le premier soulèvement du deuxième est plus long que normalement et que certaines contractions auriculaires ne sont pas suivies de contractions ventriculaires ; mais on constatera aussi que chaque contraction ventriculaire qui se produit répond à une contraction auriculaire, car il n'y a pas, dans cette forme de dissociation, une indépendance absolue des ventricules vis-à-vis des oreillettes.

Mais si la dissociation auriculo-ventriculaire est complète, non seulement les systoles ventriculaires seront en nombre inférieur à celui des systoles auriculaires, mais encore elles n'affecteront avec celles-ci aucun rapport chronologique fixe.

Einthoven, Kraus et Nicolaï, Lewelys Barker, ont rapporté des exemples de dissociation auriculo-ventriculaire, démontrée par l'examen électro-cardiographique.

F. Pick (de Prague) en cite un cas très instructif : chez un homme de 43 ans, dont le pouls battait à 30, l'électro-cardiogramme indique que les contractions auriculaires sont trois fois plus fréquentes que les contractions ventriculaires, et l'absence d'un rapport chronologique régulier entre l'apparition des soulèvements d'origine auriculaire et celle des soulèvements d'origine ventriculaire prouve bien l'indépendance entière entre le rythme auriculaire et le rythme ventriculaire.

Vaquez, Clerc et Esmein ont aussi relaté le cas d'un malade atteint de pouls permanent et chez qui la dissociation auriculo-ventriculaire établie par la méthode graphique usuelle fut confirmée par l'électro-cardiographie.

B) **Immuabilité du pouls observée après diverses épreuves cliniques.**

(*Épreuve de l'atropine.*)

A l'état normal, ainsi qu'il a été vu au deuxième chapitre, la contraction du cœur est déterminée par la production d'excitations, nées au sein même du tissu cardiaque primitif, dans cette région très limitée de l'oreillette droite, connue sous le nom de nodule de Keith et Flack et de sinus reuniens, c'est-à-dire au niveau du point de débouchement de la veine cave supérieure dans l'oreillette droite et de la zone intercave contiguë.

Mais le cœur n'en est pas moins soumis, dans une certaine mesure, à l'influence du système nerveux : le sympathique exerce sur le cœur une action accélératrice, et le pneumogastrique une action modératrice; les frères Weber ont depuis longtemps démontré qu'en excitant le pneumogastrique on obtient un ralentissement des battements du cœur, et qu'inversement la section expérimentale de ce nerf entraîne une accélération manifeste des contractions cardiaques.

Certaines conditions *physiologiques*, telles qu'une émotion morale, un effort physique (passage de la position couchée à la station debout, marche, course, etc.), ou *pathologiques*, comme la fièvre, provoquent une accélération des battements cardiaques, qui est aussi sous la dépendance du système nerveux.

Dans la plupart des cas de syndrome de Stokes-Adams, on constate, au contraire, que le pouls est *immuable* : il ne subit plus l'influence des causes accélératrices habituelles; et cette remarque, jointe à la preuve d'une dissociation auriculo-ventriculaire, fournie par la méthode graphique, indique qu'une lésion du faisceau de His a interrompu la conduction intra cardiaque. Après certaines épreuves, dont nous allons maintenant parler, on peut obtenir une accélération des oreillettes; mais les ventricules, eux, indépendants, en état d'automatisme, n'auront pas un plus grand nombre de battements qu'auparavant : le pouls reste ralenti.

Que l'on soumette, en effet, ces malades à l'*épreuve d'un effort physique* quelconque, on ne constate pas de changement notable dans le nombre des pulsations radiales.

Chez eux, même la fièvre ne donne pas une accélération appréciable du pouls. Ainsi M. Vaquez rapporte l'exemple caractéristique d'un sujet « atteint de bradycardie permanente qui, au cours d'une grippe, avec température de 41, vit son pouls passer simplement de 24 à 28 pulsations ».

Enfin l'*épreuve de l'atropine* est chez ces mêmes malades *négative* : nous donnerons quelques détails à ce sujet.

ÉPREUVE DE L'ATROPINE.

En administrant chez un individu normal, mis au repos, couché, en injection sous-cutanée, un à deux milligrammes de sulfate d'atropine, on constate, au bout d'un quart d'heure environ, une accélération des battements du cœur : l'atropine, en effet, possède la propriété de paralyser les fibres modératrices du pneumogastrique, d'en suspendre l'action inhibitrice. L'accélération, qui atteint son maximum de un quart d'heure à une demi-heure après l'injection, peut faire monter le pouls jusqu'à 100 à 130 pulsations à la minute, de 60 à 80, par exemple, qu'il présentait avant l'injection d'atropine ; cette accélération disparaît de une à trois heures après.

Schiff, le premier, a observé chez l'animal cette propriété remarquable de l'atropine. Mais c'est Dehio et son élève Müller qui, faisant plus tard chez l'homme les mêmes constatations (1892), eurent l'idée d'appliquer l'épreuve de l'atropine à l'étude des bradycardies.

La section du pneumogastrique, pratiquée expérimentalement chez l'animal, est, en somme, réalisée *fonctionnellement* et de manière *transitoire* chez l'homme par l'injection d'atropine : d'où accélération du pouls.

Mais, dans le Stokes-Adams, il n'y a pas, après cette épreuve, de modification sensible du pouls : les oreillettes présentent bien une accélération, ainsi qu'on peut le constater par les méthodes graphiques ; mais les connexions auriculo-ventriculaires étant supprimées par la lésion du faisceau de His, les ventricules ne peuvent ressentir l'effet d'une influence accélératrice.

Esmein, qui a pratiqué l'épreuve chez un grand nombre de sujets, recommande d'injecter *deux milligrammes* de sulfate d'atropine : à plus faible dose, le cœur pourrait quelquefois ne point s'accélérer, sans que cependant cela fût un indice de lésion du faisceau de His.

Toutefois, il faut dire que lorsque le faisceau de His n'est pas complètement détruit, on peut obtenir, après les diverses épreuves qui viennent d'être rapportées, une certaine augmentation du chiffre des pulsations radiales. C'est que quelques fibres intactes du faisceau de His assurent encore la communication, quoique imparfaite, entre oreillettes et ventricules ; en un mot, la dissociation auriculo-ventriculaire est incomplète. Mais M. Vaquez fait remarquer qu'alors l'accélération est « bien plus manifeste sur l'oreillette que sur le ventricule ».

(MM. Josué et Godlewski ont indiqué que l'on pouvait remplacer l'épreuve de l'atropine par l'épreuve du nitrite d'amyle : l'action du nitrite d'amyle serait analogue à celle de l'atropine et même plus énergique. — *Société Médicale des Hôpitaux de Paris,* 24 janvier 1913.)

ARTICLE III

Le Syndrome de Stokes-Adams peut, exceptionnellement, relever d'une autre cause que d'une lésion du faisceau de His.

Depuis que l'attention a été attirée sur le rôle du faisceau, décrit par His, dans le fonctionnement du cœur, c'est à une lésion de ce faisceau qu'une observation précise permet de rapporter, dans la généralité des cas, la pathogénie du syndrome de Stokes-Adams.

Cependant, dit M. Vaquez, « il ne faudrait pas croire que le syndrome de Stokes-Adams ne puisse reconnaître d'autre cause qu'une altération du faisceau de His ».

*
* *

Nous ne nous arrêterons pas longtemps sur ces *fausses bradycardies extrasystoliques*, s'accompagnant parfois de troubles nerveux, défaillances, lypothymies, et dont il a été question précédemment (Chap. V). Les causes pathogéniques des extrasystoles sont, on le sait, des plus variées : nous les répartirons ainsi, d'après Leconte, qui, dans sa thèse récente sur l'Extrasystole, adopte la classification de Wenckeback :

Excitabilité anormale du cœur, sorte de *névrose cardiaque*, sans altération organique du myocarde ;

Intoxications (alcool, café, thé, tabac, salicylate de soude, digitale, etc.) ;

Trouble circulatoire (hypertension) ;

Affections de divers organes provoquant, par voie *réflexe*, des extrasystoles (chez dyspeptiques, en particulier) ;

Affections organiques du cœur (dilatation cardiaque, péricardite, endocardite, lésions valvulaires et surtout myocardite).

Il convient de remarquer que, souvent, les pseudo-bradycardies extrasystoliques sont dues à une lésion inflammatoire du faisceau de His : cette lésion, au début, détermine une excitabilité anormale de ce faisceau, d'où extrasystoles atrio-ventriculaires ; puis, la lésion ayant progressé, la conductibilité du faisceau de His est troublée et une dissociation auriculo-ventriculaire apparaît avec le cortège des accidents nerveux nettement caractérisés : on voit donc la relation étroite qui peut exister quelquefois entre une fausse bradycardie extrasystolique et un Stokes-Adams véritable.

***

Mais, parmi les cas de syndrome de Stokes-Adams proprement dit, il en est quelques-uns, *rares*, qui peuvent relever d'une ORIGINE NERVEUSE.

Jusqu'à la découverte du faisceau de His, cette pathogénie était communément admise et, se basant sur les travaux des frères Weber, on expliquait le ralentissement du pouls par une excitation du pneumogastrique ou de son centre bulbaire.

La critique des observations, autrefois publiées comme démonstratives de la pathogénie nerveuse du Stokes-Adams, a été faite avec une précision remarquable par MM. Vaquez et Esmein et M. Gallavardin, dans leurs rapports au Congrès français de Médecine, en 1910 : ces auteurs ont ainsi montré qu'en réalité ces observations ne fournissent point d'arguments probants en faveur de cette théorie.

Ce n'est pas à dire toutefois que l'origine nerveuse ne doive jamais plus être invoquée dans un cas de syndrome de Stokes-Adams : mais il faudra que celui-ci se présente avec certains caractères bien déterminés, pour être en accord avec les résultats qu'une expérimentation rigoureuse a donnés sur le ralentissement du pouls par excitation du pneumogastrique.

Il ressort, en effet, de diverses expériences, en particulier de celles de Muskens, Rehfisch, Hering, Rihl, que la bradycardie d'origine pneumogastrique est *passagère* ; elle est, de plus, de *type variable* : elle peut être souvent *totale,* atteignant alors également oreillettes et ventricules ; d'autres fois *ventriculaire*, mais dans ce dernier cas, la dissociation n'est *jamais complète* (la conductibilité du faisceau de His, bien qu'intact, peut en effet être diminuée transitoirement par l'excitation du pneumogastrique : expériences d'Einthowen, Hering, Nicolaï, etc. ; celles toutes récentes (1912) d'Henrijean et Waucomont, de Garrey, démontrant la possibilité d'un « blocage fonctionnel » du cœur).

Enfin, *l'épreuve de l'atropine est nettement positive* : tandis que, comme nous l'avons vu, dans le cas de lésion du faisceau de His, l'atropine n'accélère pas, ou très peu, le pouls, au contraire, dans la bradycardie d'origine nerveuse, l'accélération obtenue est très notable. Car, ainsi que le dit Dehio, le promoteur de la méthode du diagnostic pathogénique des bradycardies par l'épreuve de l'atropine, celle-ci « paralyse les extrémités du vague situées dans le cœur et fait cesser la bradycardie qui est due à une excitation des centres bulbaires du vague ou des rameaux cardiaques qui lui appartiennent. »

Deux exemples, au moins, d'observations cliniques de Stokes-Adams sont cités, comme devant relever d'une origine nerveuse.

Laslett (1909) rapporte le cas d'une femme de 40 ans présentant, non pas d'une façon permanente, mais à certaines périodes seulement, un ralentissement du pouls à 32-40, avec syncopes. Les tracés indiquèrent une bradycardie totale. Après l'injection d'atropine, le pouls montait à 100, et s'y maintenait pendant plusieurs heures.

Esmein (1910) a publié l'observation d'un jeune homme de 23 ans, ayant un pouls ralenti, 40-48 à la minute, avec attaques syncopales. Cette bradycardie, vraie, n'était pas constante ; car à certains moments de la journée, en particulier le matin, au réveil, le pouls battait plus de 60 fois à la minute. Les tracés firent constater tantôt une bradycardie totale, tantôt une dissociation auriculo-ventriculaire (quelquefois une contraction auriculaire n'était pas suivie d'une systole ventriculaire), mais jamais de dissociation complète. Le mouvement accélérait le rythme cardiaque, et l'épreuve de l'atropine portait au double le nombre des pulsations. La radioscopie montra au-dessus de la base du cœur une masse arrondie, vraisemblablement ganglionnaire, qui devait irriter des rameaux du pneumogastrique.

Mollard, Dumas et Rebattu ont rapporté (1911) *un cas de syndrome de Stokes-Adams, sans lésion du faisceau de His et sans blocage complet dans un cas de périaortite avec médiastinite fibreuse dans la région du plexus cardiaque.* Cette observation est particulièrement intéressante, en raison de l'examen histologique minutieux du faisceau de His, qui a été pratiqué : « Nous avons examiné, disent ces auteurs, le faisceau de His de deux sujets ne présentant aucune lésion cardiaque, afin de pouvoir leur comparer celui qui nous intéresse, et de voir si le tissu conjonctif abondant qui l'entoure est bien un élément normal. Nous avons pu nous convaincre, que la disposition dans les trois cas est superposable, et que notre sujet ne présentait certainement aucune lésion musculaire du faisceau. » La constatation d'une médiastinite dans la région du plexus cardiaque, formé, en partie, par de nombreux filets du pneumogastrique, permet de conclure à l'origine nerveuse de ce cas de Stokes-Adams.

Une remarque s'impose, à propos de cette observation : le malade fut suivi pendant plus d'un an, et le pouls fut toujours trouvé lent (entre 24 et 38 pulsations). Ceci irait à l'encontre de ce qui a été dit plus haut, à savoir que la bradycardie d'origine nerveuse est passagère : et y aurait-il contradiction entre les données de l'expérimentation, qui ne permet d'obtenir par excitation du vague qu'une bradycardie de très courte durée, et celles de la clinique qui aurait, dans ce cas, fait observer une bradycardie permanente d'origine nerveuse ?

Cela n'a pas manqué de retenir l'attention ; et, dans une récente communication (janvier 1913) à la Société médicale des hôpitaux de Paris, MM. Rathery et Lian, s'appuyant sur quelques faits cliniques personnels, ont cherché à établir l'existence de pouls lent *permanent* d'origine nerveuse. Dès lors, serait infirmée cette opinion de M. Vaquez que « la bradycardie d'origine nerveuse est essentiellement paroxystique et ne peut être que cela ».

En résumé, malgré que la théorie, qui attribue le syndrome de Stokes-Adams à une lésion du faisceau de His, soit solidement établie sur des bases anatomiques, physiologiques et cliniques, il faut cependant admettre, dans quelques cas, la possibilité d'une origine nerveuse.

Mais, ainsi que le font remarquer judicieusement MM. Rathery et Lian, « il faut être prudent dans l'interprétation, à cause des coïncidences curieuses qui, naguère, ont contribué à faire errer le diagnostic dans de nombreux cas de ralentissement du pouls avec accidents nerveux. Il ne faut pas oublier que le diagnostic de syndrome de Stokes-Adams doit être réservé aux cas où les *accidents nerveux* (crises vertigineuses, syncopales ou épileptiformes) *sont sous la dépendance du ralentissement du pouls* et non pas aux cas où les accidents nerveux et la bradycardie sont commandés directement par une même cause ».

*
* *

Nous signalerons, pour terminer, deux variétés intéressantes, mais encore peu étudiées, de bradycardie, pouvant s'accompagner de troubles nerveux : nous voulons parler de la *bradycardie par block sino-auriculaire* et de la *bradycardie nodale*.

BRADYCARDIE PAR BLOCK SINO-AURICULAIRE.

Voici comment l'on explique ce type de bradycardie, où oreillettes et ventricules sont également ralentis :

Normalement, le stimulus ou excitation cardiaque, parti du nœud de Keith et Flack et de la région sinusale, son lieu d'origine, est transmis aux oreillettes par des fibres intersino-auriculaires, et les oreillettes, répondant à l'excitation ainsi reçue, se contractent ; le stimulus arrive ensuite par d'autres fibres, spécialisées pour ce rôle de conduction, dans la région du sinus coronaire, où il est recueilli par le faisceau de His qui commence à cet endroit; et ainsi il parvient jusqu'aux ventricules, dont il détermine la contraction.

Mais qu'il y ait un trouble de conductibilité au niveau des connexions sino-auriculaires, l'excitation ne pourra plus régulièrement être transmise à l'oreillette : cette excitation sera arrêtée, bloquée, au niveau du « pont sino-auriculaire » ; en un mot, il y aura *block sino-auriculaire*.

Quand le trouble de la conduction intracardiaque est localisé au faisceau de His, il en résulte seulement un ralentissement des contractions ventriculaires, les oreillettes continuant à recevoir normalement les incitations motrices ; et c'est alors la dissociation auriculo-ventriculaire.

Que ce trouble de la conduction intracardiaque siège plus haut, en amont des oreillettes, c'est-à-dire entre la région sinusale et les oreillettes, on aura la *dissociation sino-auriculaire* : et la transmission du stimulus du sinus à l'oreillette étant défectueuse ou arrêtée, le cœur sera ralenti dans son entier.

Ce type de bradycardie par block sino-auriculaire a été reproduit *expérimentalement*. Déjà, Hering, observant des cœurs de lapin à la période agonique, avait constaté que certaines contractions de la région du sinus n'étaient pas suivies de contractions de l'oreillette. Puis, Erlanger, sur le cœur isolé d'un lapin, pourvu d'une circulation artificielle, est arrivé à serrer, au moyen d'un gros fil, la région intermédiaire à l'embouchure des veines caves et à l'oreillette; et, dans ces conditions, il remarqua, après une pause complète du cœur, que celui-ci se remettait à battre sur un rythme régulier, mais plus lent que le rythme normal.

Cette variété, rare, de bradycardie aurait été constatée cliniquement par Wenckeback, Hewlet, Rihl : pour d'autres auteurs, elle ne constituerait encore qu'une variété théorique de bradycardie totale.

BRADYCARDIE NODALE

Ce type de bradycardie a été décrit récemment par Mackensie, dans certains cas de Stokes-Adams (il alternerait d'ailleurs quelquefois avec une bradycardie par dissociation auriculo-ventriculaire).

Cette bradycardie se caractérise sur les tracés veineux par l'*absence de soulèvements auriculaires*. Mackensie en donne l'interprétation suivante : les excitations cardiaques ne partiraient plus de la région du nodule de Keith et Flack et du sinus, mais de cette partie du faisceau primitif, connue sous le nom de nœud de Tawara : ainsi, le stimulus cardiaque atteindrait en même temps oreillettes et ventricules, et il en résulterait une contraction simultanée des cavités du cœur.

Pour Esmein, l'excitation part bien du nœud de Tawara; mais seul le ventricule se contracte; il n'y a pas de contraction auriculaire, et cette asthénie de l'oreillette serait en rapport avec une insuffisance cardiaque.

ARTICLE IV

De la Pathogénie du Syndrome de Stokes-Adams chez la malade de notre observation

Quelle est, chez notre malade, la pathogénie du syndrome qu'elle présente, ou plus simplement de sa bradycardie, puisque nous savons que c'est la bradycardie qui est la cause des crises nerveuses, par l'ischémie encéphalique qu'elle détermine.

Nous avons déjà vu (Chapitre V) que le ralentissement du pouls correspond bien, chez elle, à une bradycardie vraie.

Cette bradycardie est *permanente* et *accentuée* : ce sont là, des caractères généralement considérés, en clinique, comme en faveur de l'existence d'une altération organique du faisceau de conduction auriculo-ventriculaire. Mais ce n'est qu'une indication qu'il convient de contrôler.

Si nous n'avons pas, jusqu'ici, parlé de l'inspection du pouls veineux jugulaire dans les bradycardies (qui permettrait, de par le nombre des soulèvements constatés, tandis qu'on palpe le pouls radial, de reconnaître une dissociation auriculo-ventriculaire), c'est que c'est là une méthode d'exploration trop souvent infidèle : chez nombre de sujets, d'ailleurs, le pouls veineux jugulaire n'est pas visible, et il en est ainsi, en particulier, chez notre malade.

C'est donc par les procédés d'investigation du cœur, dont nous avons précédemment parlé, qu'a été faite, chez elle, l'étude de la bradycardie

L'*examen radioscopique* a d'abord été pratiqué : il a

permis de constater que les battements auriculaires étaient plus fréquents que les contractions ventriculaires. On pouvait donc déjà conclure à une dissociation auriculo-ventriculaire : mais nous devons à la vérité de dire que le seul examen sur l'écran n'eût pas permis d'en préciser le degré.

Il fallait donc recourir à une des méthodes graphiques, plus précises, afin de pousser plus loin l'analyse de la bradycardie : et c'est à la méthode de précision par excellence, à l'*électro-cardiographie*, qu'on s'est adressé.

Un simple regard sur les électro-cardiogrammes, qui ont été joints à l'observation, fixe immédiatement sur le type de bradycardie auquel nous avons affaire ici. Les quelques explications que nous avons annexées aux électro-cardiogrammes donnent déjà les renseignements indispensables.

Nous rappellerons qu'il s'agit d'une bradycardie par *dissociation auriculo-ventriculaire complète.*

Dissociation auriculo-ventriculaire, puisque le nombre des contractions auriculaires est manifestement plus élevé que celui des contractions ventriculaires : 65 contractions auriculaires, pour 25 contractions ventriculaires, à la minute.

Et *dissociation auriculo-ventriculaire complète*, puisque l'on voit nettement sur les électro-cardiogrammes qu'il n'y a plus aucune relation quelconque entre le moment d'apparition des contractions des oreillettes et celui des contractions des ventricules. Oreillettes et ventricules battent sur un rythme complètement différent : on saisit bien, sur l'électro-cardiogramme, que le ventricule ne répond nullement à une contraction de l'oreillette. Le ventricule est dans cet état d'automatisme, précédemment étudié ; il dirige son rythme qui est lent, mais parfaitement régulier. Régulier aussi, et beaucoup plus rapide, est le rythme auriculaire : toutes constatations évidentes à l'examen des tracés électro-cardiographiques.

Nous devons maintenant nous demander quelles sont, chez notre malade, les *variations du pouls sous l'influence de l'effort physique*.

On a compté le chiffre de ses pulsations, un jour qu'elle était au repos, couchée dans son lit : il était de 26 à la minute ; après qu'elle fut restée debout, pendant un temps assez long, le chiffre des pulsations n'avait augmenté que de 3 : il était alors de 29 à la minute.

Puis, on lui demanda de courir autour de la salle : le chiffre des pulsations, de 26 qu'il était au repos, fut, après cet exercice, de 34 à la minute ; augmentation légère, si on la compare à celle qu'on obtiendrait, par ce même effort, chez une personne normale.

Quant à l'*épreuve de l'atropine*, voici les résultats qu'elle a donnés chez notre malade.

Cette épreuve a été pratiquée à deux reprises différentes. La *première fois*, alors que le pouls battait 22 fois à la minute, on fit une injection sous-cutanée de *un milligramme* de sulfate d'atropine : un quart d'heure après, le chiffre des pulsations était monté à 34 (donc augmentation de 12 pulsations) ; puis il descendit progressivement, pour revenir à l'état habituel. La *deuxième fois*, on pratiqua une injection de *deux milligrammes* de sulfate d'atropine : ce jour-là, le pouls, avant l'injection, battait à 30 à la minute ; une demi-heure environ après l'injection, il s'était élevé à 39, chiffre qui ne fut point dépassé (donc augmentation de 9 pulsations).

L'épreuve de l'atropine, on le voit, n'a donc pas été absolument négative, comme on devrait s'y attendre, en présence d'une dissociation auriculo-ventriculaire complète. Mais, tout d'abord, faisons remarquer qu'on est loin de l'accélération qui, chez un sujet normal, peut faire plus que doubler le chiffre des pulsations.

On devrait, cependant, *théoriquement*, si une lésion a

altéré la totalité des fibres du faisceau de His, entraînant une dissociation auriculo-ventriculaire complète, n'obtenir aucune modification dans le rythme ventriculaire, sous l'influence des causes accélératrices habituelles (station debout, marche, course, fièvre, épreuve de l'atropine).

Mais, à la vérité, il n'en est pas toujours ainsi : dans un cas de Rihl, où la dissociation auriculo-ventriculaire était complète depuis 13 ans, il y eut, sous l'influence de la fièvre, une augmentation de 10 pulsations radiales.

Volhardt a rapporté un cas de block complet, où l'épreuve de l'atropine fit passer le pouls de 20 à 30.

M. Josué cite également deux malades présentant une dissociation auriculo-ventriculaire complète, et chez qui l'atropine a déterminé une légère accélération du rythme ventriculaire.

C'est que le ventricule n'a pas, dans tous les cas, suivant le mot de M. Gallavardin, « la même impassibilité », et cet auteur ajoute : « L'isolement du ventricule en automatie et son indépendance vis-à-vis du système nerveux ne sont pas absolus. On a beaucoup discuté, expérimentalement, au sujet de l'influence des *filets nerveux qui abordent directement le ventricule, sans passer par le défilé auriculo-ventriculaire.* »

Il est intéressant, à ce propos, de signaler une expérience de L. Fredericq et rapportée à la Société de Biologie (25 mai 1912). Il sectionne, sur un chien, le faisceau de His, puis le fait courir : on constate, sur l'animal, une accélération du pouls crural. Fredericq attribue cela à l'influence des nerfs accélérateurs du cœur, se distribuant aux ventricules sans passer par le faisceau de His.

Fredericq et Henrijean (de Liége) ont aussi observé un homme de 56 ans atteint de Stokes-Adams (oreillettes : 75 contractions ; ventricules : 30 contractions à la minute), chez qui l'exercice a amené cependant une accélération, mais très fugitive du pouls.

L'accélération, du moins légère, des battements ventriculaires, à la suite d'exercice physique, dans le cas de block complet, est donc chose bien observée.

Quant au *ralentissement plus marqué* des contractions ventriculaires, dans le cas de block complet, *à la suite d'une excitation du vague,* c'est une question moins bien connue, qu'on étudie encore : cependant, Hering, au cours d'expériences faites sur le cœur d'un lapin *in situ*, chez qui la dissociation auriculo-ventriculaire est obtenue par une ligature placée sur le faisceau de His, observe encore une accentuation du ralentissement ventriculaire, par excitation directe du vague, au moyen d'un courant faradique.

Pezzi et Clerc ont aussi rapporté (Société de Biologie, 1er juin 1912) des expériences faites sur le cœur de lapins, chez lesquels la dissociation auriculo-ventriculaire complète (mise en évidence par l'inscription graphique) n'a pas empêché l'action inhibitrice du pneumogastrique de se faire sentir sur les ventricules.

Puisque, d'après ces expériences, le ventricule, même en état d'automatisme, peut encore présenter un ralentissement plus accusé des contractions, sous l'action du pneumogastrique, il n'y aurait, dès lors, pas lieu de trop s'étonner que parfois, chez notre malade, il y ait un arrêt passager des battements cardiaques, d'où syncope (malgré sa dissociation auriculo-ventriculaire complète).

« Cela pourrait survenir, d'après certains, dit M. Gallavardin, au cours d'un blocage complet, qu'il s'agisse d'une *influence nerveuse* ou de toute autre cause empêchant la propagation de l'excitation de la base des ventricules à la masse ventriculaire, par une sorte de blocage du block (Block in block de Volhardt). »

Encore un point à relever chez notre malade, lors des crises syncopales : nous avons dit que l'arrêt du cœur est précédé d'une courte phase de tachycardie. (La malade s'observe avec grand soin et sait décrire avec précision la période prémonitoire des syncopes ; tachycardie d'ailleurs constatée dans le service, où elle a eu plusieurs crises syncopales.) Or, Erlanger et Blackmann ont remarqué chez des chiens en heartblock complet des pauses ventriculaires (avec crises nerveuses parfois épileptiformes), succédant à une accélération passagère du rythme ventriculaire. D'après Cuhsny (1912), si le ventricule, isolé des oreillettes, se ralentit davantage, au point de présenter une pause complète, après des phases d'accélération, c'est que la faculté qu'il possède de produire des excitations motrices serait momentanément diminuée, par suite d'une véritable fatigue qu'il aurait ainsi subie.

Mais, abandonnant ces diverses considérations, qui peuvent n'avoir encore qu'un intérêt spéculatif, nous terminerons cet article en disant que : chez notre malade, il est permis de conclure que le *ralentissement du pouls*, permanent et accentué, très peu sensible, en somme, aux causes accélératrices habituelles, *est dû à une altération du faisceau de His, ayant déterminé une dissociation auriculo-ventriculaire complète.*

CHAPITRE VII

ÉTIOLOGIE

L'étiologie du syndrome de Stokes-Adams par lésion du faisceau de His (forme aujourd'hui classique, à laquelle appartient aussi l'observation que nous avons rapportée dans ce travail) est clairement indiquée par les nombreux *examens anatomo-pathologiques*, qui ont été faits de ce faisceau, chez des sujets ayant présenté ce syndrome. Nous avons eu, dans le chapitre précédent, l'occasion d'énumérer les multiples variétés de lésions ainsi rencontrées (chap. VI, art. 2 § 2). Il est donc inutile de le faire à nouveau.

Nous n'avons pas l'intention de passer en revue toutes les causes de sclérose ou de dégénérescence calcaire, graisseuse ou autre, qui peuvent atteindre le cœur et, par suite, le faisceau de His : un exemple qui se présente assez souvent est celui de la *néphrite chronique*, au cours de laquelle un processus de sclérose s'accomplit dans le myocarde ; et le faisceau de His est d'autant plus facilement envahi par la sclérose qu'il se trouve dans une région où le tissu conjonctif est relativement abondant.

On constatera que la disposition topographique du faisceau de His le rend particulièrement vulnérable, lorsque des *maladies infectieuses* atteignent les valvules du cœur : on sait en effet que, dans son trajet, ce faisceau avoisine les orifices auriculo-ventriculaires, ainsi que l'origine de l'aorte ; et l'existence fréquente de lésions valvulaires, notée, comme il a été vu antérieurement, chez des malades présentant un Stokes-Adams, paraît bien signifier que le processus pathologique, qui a lésé les valvules, a ensuite gagné le faisceau d'union auriculo-ventriculaire.

Une affection, entre toutes, est remarquable par sa grande fréquence, dans l'étiologie du syndrome de Stokes-Adams : c'est la *syphilis*. L'examen direct des lésions du faisceau de His, la connaissance des antécédents des malades, la nature spécifique de certaines lésions qu'ils présentent, le résultat positif de la réaction de Wassermann (dans les cinq observations rapportées par Boubermann dans sa thèse, la réaction a été chaque fois positive), enfin l'efficacité du traitement mercuriel dans plusieurs cas : telles sont les preuves de l'origine syphilitique d'un grand nombre de Stokes-Adams. Si bien que M. Gallavardin a pu dire que « le moment n'est pas éloigné où la syphilis reconnaîtra comme siens la moitié des cas du Stokes-Adams cardiaque ».

*
* *

Et précisément, chez notre malade, la syphilis doit être incriminée : en effet, plusieurs arguments, que nous allons exposer, paraissent bien le démontrer. On note, chez cette malade :

1) La coexistence de lésions aortiques. (Nous avons vu que la malade présente un *anévrysme* aortique et un *rétrécissement aortique*.)

Or, on sait que, très fréquemment, les lésions aortiques sont dues à la syphilis. MM. Debove et Trémolières sont allés jusqu'à dire que « l'aortite chronique, la maladie de Hodgson et l'anévrysme de l'aorte sont aussi souvent causés par la syphilis que le tabès et la paralysie générale » !

Il est certain, qu'il faut faire à la syphilis une part de plus en plus grande dans la genèse des affections aortiques. Quelques statistiques, entre beaucoup, indiqueront, mieux que toute considération, la vérité de cette proposition.

Pour l'*aortite chronique*, d'après Barié, sur 117 cas Welch a trouvé la syphilis dans 47 p. 100 des cas; de plus, sur 56 cas de syphilis mortelle, il trouve 34 fois des lésions aortiques profondes, c'est-à-dire une proportion de 60 à 70 p. 100. Davidson, sur un ensemble de 114 autopsies, trouve 22 cas avec lésions athéromateuses profondes, dont 17 imputables à des lésions syphilitiques.

Quant à l'*anévrysme* de l'aorte, conséquence habituelle de l'aortite chronique, sur 133 cas d'anévrysme aortique, Etienne a retrouvé la syphilis 60 fois. Malmsten, sur 20 cas, la retrouve 20 fois. Et, à l'heure actuelle, on tend à admettre que, sauf rares exceptions, tout anévrysme aortique est dû à la syphilis.

Quant à l'*insuffisance aortique* (en prenant ce terme dans un sens général, c'est-à-dire sans préciser son origine endocardique ou artérielle), elle est due, dans un très grand nombre d'observations, à la syphilis. Et Bricout, qui a longuement étudié cette question dans sa thèse récente (Paris, 1912), conclut, d'après un ensemble de statistiques, que « l'insuffisance aortique, chez l'adulte, ressortit à la syphilis dans 70 p. 100 des cas ». Il s'agit, le plus souvent, de l'extension d'une aortite syphilitique à l'orifice aortique et ses valvules: mais il faut savoir qu'il existe des insuffisances aortiques endocardiques, donc du type Corrigan, relevant de la syphilis. Le *rétrécissement aortique* peut aussi relever de l'aortite syphilitique, mais il est alors généralement associé à une insuffisance aortique : dans un cas de Gaucher et Nathan, le rétrécissement aortique, lié à une aortite syphilitique, était cependant isolé.

Si l'on considère, en particulier, les indications fournies par la réaction de Wassermann, on est frappé du rapport étroit qui existe entre la syphilis et les lésions aortiques : nous citerons quelques exemples seulement.

Schütze, sur 12 malades atteints d'affections aortiques, dont 11 avouaient la syphilis, obtient dans 10 cas une réaction positive.

Gruber (1912) trouve une réaction de Wassermann positive 67 fois sur 71 cas d'aortite chronique.

Dans le service de M. le Dr Vaquez, la réaction de Wassermann a été pratiquée chez 35 malades, atteints d'anévrysmes aortiques: elle a été positive chez les 35 (Thèse Delsouiller).

R. Ledermann (VIIe Congrès international de Syphiligraphie, 1912) dit que, sur 39 malades atteints d'anévrysmes de l'aorte, 23 réagirent positivement : sur 10 malades présentant une insuffisance aortique, 6 avaient une réaction positive.

M. le Pr Gilbert et son ancien interne M. le Dr Brin, chef de clinique adjoint à l'Hôpital Saint-Louis, ont aussi effectué des recherches, au sujet de l'origine syphilitique des lésions aortiques ; voici les résultats qu'ils ont obtenus (nous les empruntons à leur travail, encore inédit) :

Sur 9 cas d'*insuffisance aortique pure*, sans lésions de l'aorte elle-même, la réaction de Wassermann a été positive 3 fois (chez un seul malade la syphilis était avérée).

Sur 15 cas d'*aortite chronique*, avec ou sans insuffisance de l'orifice aortique, et sans dilatation anévrysmale, la réaction de Wassermann a été positive 14 fois (la syphilis n'était cliniquement reconnue que chez 7 de ces malades).

Sur 4 cas d'*anévrysme aortique*, réaction de Wassermann positive 4 fois (deux malades seulement avouaient la syphilis).

On voit donc que la constatation, chez un malade, d'une lésion de l'aorte, principalement aortite chronique et anévrysme, doit faire présumer une infection syphilitique antérieure.

2) L'ABOLITION DES RÉFLEXES ROTULIENS ET ACHILLÉENS.

3) *L'existence, au niveau du nez*, D'UNE CICATRICE PARTICULIÈRE, à fond légèrement déprimé, de pourtour un peu irrégulier, sur l'origine de laquelle la malade ne peut fournir de renseignement précis, et qui paraît constituer un stigmate probable de syphilis.

4) LE RÉSULTAT POSITIF DE LA RÉACTION DE WASSERMANN.

De par l'ensemble de ces divers arguments (existence de lésions aortiques, abolition des réflexes rotuliens et achilléens, présence d'une cicatrice, réaction de Wassermann positive), on peut attribuer à la syphilis le syndrome de Stokes-Adams, présenté par notre malade.

On ne relève pas chez elle, il est vrai, d'antécédents spécifiques; mais cette femme, mariée deux fois, rapporte que son premier mari est mort d'une rupture d'anévrysme de l'aorte : ne peut-on en déduire, qu'il était lui-même syphilitique ? Il aurait pu transmettre la syphilis à sa femme, sans que celle-ci en ait eu jamais connaissance, ce qui, certes, ne serait pas un fait isolé.

CHAPITRE VIII

PRONOSTIC

C'est généralement tâche ardue que d'établir, en clinique, le pronostic d'une affection : cette difficulté, on la retrouve quand il s'agit du syndrome de Stokes-Adams, où de nombreux éléments d'appréciation sont à considérer.

En tout cas, on peut bien dire qu'il n'est pas très fréquent que le Stokes-Adams cardiaque comporte un pronostic *immédiat* grave : nombreux sont les cas où la durée en est longue de plusieurs années : et *voici bientôt dix-sept ans que notre malade eut sa première crise syncopale*, et, trois ans après, le ralentissement du pouls fut constaté par un médecin, au cours d'une syncope; à n'en pas douter, le ralentissement du pouls devait déjà exister au moment de la première syncope, qui fut suivie, pendant deux à trois mois, de crises analogues, se répétant tous les deux, trois, quatre jours.

Hâtons-nous d'ajouter qu'il n'en est pas toujours ainsi : nous avons eu, au chapitre de la symptomatologie, l'occasion de signaler cette *forme aiguë* du Stokes-Adams, survenant au cours de maladies infectieuses, et qui peut, en quelques jours, se terminer par la mort.

Mais, dans sa forme habituelle, le Stokes-Adams a une *évolution assez longue*, sans qu'on puisse davantage préciser. Regnard, tablant sur 29 observations, indique une durée moyenne de trois ans et demi : mais combien cela est variable !

La *mort* survient généralement *au cours d'une crise* syncopale ou épileptiforme : quelquefois, cependant, elle a pu résulter des progrès d'une *asystolie*, qui est venue compliquer le tableau morbide du Stokes-Adams. A ce sujet, Pletnew et Kedrovsky ont rapporté (1911) une observation intéressante, à cause de l'autopsie qui a été pratiquée : il s'agissait d'un cas de syndrome de Stokes-Adams, avec accès épileptiformes, et qui s'était accompagné de phénomènes d'asystolie (œdème des extrémités, transsudation dans la plèvre et le péritoine) ; l'examen histologique démontra non seulement l'altération du faisceau de His, mais aussi celle du myocarde ventriculaire.

La plus ou moins grande *fréquence des crises nerveuses* est un facteur de première importance, pour juger de la gravité d'un Stokes-Adams : et fort à craindre sont ces formes, où les crises syncopales et épileptiformes se succèdent, au point de devenir subintrantes.

Ainsi, sommes-nous amenés à rappeler, de nouveau, l'*évolution habituelle du Stokes-Adams en deux phases*. Dans la première, le pouls, à l'ordinaire normal, n'est ralenti qu'à certains moments, d'une façon paroxystique ; et c'est à ces moments qu'apparaissent les accidents nerveux, constituant le danger. Dans la deuxième phase, au contraire, qui semble correspondre à la dissociation auriculo-ventriculaire complète, le pouls est ralenti de façon permanente : le ventricule, en état d'automatisme, bat sur un rythme lent, mais régulier, et les accidents nerveux s'espacent de plus en plus, pour disparaître complètement. Aussi, *dans cette deuxième phase*, le *pronostic* est-il *favorable* : M. Vaquez rapporte l'exemple « d'un homme âgé de 83 ans, dont le pouls bat 24 fois à la minute, et chez lequel les troubles nerveux ont disparu depuis sept ans ». Mais cette description générale de l'évolution du Stokes-Adams ne s'applique pas à tous les cas; et l'on peut rencontrer des malades, ayant des crises nerveuses graves, avec un ralentissement *permanent* du pouls : le danger d'une mort subite, au cours de ces crises, subsiste donc toujours.

La coexistence de *lésions valvulaires*, très fréquemment observée, aggrave le pronostic : soit que la contraction ventriculaire soit ainsi rendue moins efficace, et que, par suite, la circulation encéphalique soit davantage troublée, soit que l'asystolie survienne à plus ou moins brève échéance.

Il faudra aussi tenir compte des diverses autres *associations morbides*, qui pourraient être rencontrées.

Enfin, il faut faire une étude attentive de la *cause* qui a déterminé la lésion du faisceau de His : nous l'avons dit, au cours de maladies infectieuses aiguës (diphtérie, fièvre typhoïde, rhumatisme, grippe, etc.) peut survenir un Stokes-Adams, suivi rapidement de mort; plus souvent, la bradycardie est transitoire; cependant, l'altération du faisceau de His ne rétrocède pas toujours, et il ne faut pas alors s'étonner de voir s'installer définitivement un Stokes-Adams à marche chronique.

Si c'est la *syphilis* qui a causé le Stokes-Adams observé, on attendra, pour établir le pronostic, que le *traitement spécifique* ait été suivi; *institué à temps*, celui-ci peut, en effet, amener, sinon une guérison, du moins une amélioration notable, comme nous le verrons au chapitre suivant.

*
* *

Quel pronostic faut-il porter chez notre malade? Nous dirons : un *pronostic très réservé*, bien que non absolument grave. Ajoutons quelques explications à cette formule, qui pourrait paraître ambiguë.

Chez cette malade, le ralentissement du pouls est *perma-*

nent; mais malgré cela, les *crises nerveuses ont persisté* : son rythme ventriculaire, lent, et, en temps habituel, d'une régularité remarquable, est cependant quelquefois troublé ; il y a parfois encore « stoppage ventriculaire », pour employer cette expression imagée d'Erlanger : quand le ventricule stoppe, quand il cesse de battre pendant quelques secondes, la syncope survient. Pourquoi, malgré le block complet qui existe chez cette malade, y a-t-il ainsi quelquefois arrêt passager du cœur ? Ce point particulier a déjà retenu notre attention, quand nous avons étudié la pathogénie du syndrome de Stokes-Adams, chez notre malade (Chap. VI, art. 4). Nous ne saurions y revenir, sans tomber dans des redites.

Quoi qu'il en soit, notre malade présente donc encore des crises syncopales, et elle reste, par conséquent, exposée à une mort subite, pouvant survenir au cours d'une de ces crises.

Et, malheureusement, on ne peut espérer, chez elle, voir disparaître la lésion du faisceau de His, qui a entraîné une dissociation auriculo-ventriculaire complète. L'infection syphilitique, qui est ici à incriminer, paraît remonter à une date très lointaine : la lésion est aujourd'hui scléreuse, et réfractaire à une médication spécifique ; il n'y avait donc pas lieu de s'attendre à ce que le traitement antisyphilitique eût un heureux résultat, et, de fait, il n'a pas été suivi de succès.

Cette malade présente une *petite poche anévrysmale* : c'est un péril de plus.

D'autre part, nous l'avons dit plus haut, la présence d'une lésion valvulaire doit assombrir le pronostic d'un syndrome de Stokes-Adams : or, chez cette malade, existe un *rétrécissement aortique*. Cependant, cette lésion ne donne pas lieu momentanément à souci ; car elle est parfaitement compensée par une hypertrophie manifeste du ventricule gauche, et la malade a, du moins jusqu'ici, échappé à l'asystolie.

Comme, chez notre malade, par le repos complet auquel elle est soumise depuis de longs mois, les crises syncopales se sont espacées, sans cependant disparaître entièrement, on peut en conclure que, chez elle, le pronostic reste grave, mais non immédiatement redoutable.

CHAPITRE IX

TRAITEMENT

Nous avons eu surtout en vue, dans ce travail, le syndrome de Stokes-Adams par lésion du faisceau de His. Cependant, ainsi qu'il a été vu antérieurement, la possibilité d'une origine nerveuse ne doit pas être exclue absolument, dans l'histoire de ce syndrome : aussi dirons-nous quelques mots de la thérapeutique à mettre en œuvre, quand le Stokes-Adams paraît relever d'une excitation anormale du pneumogastrique. La médication par l'*atropine*, à doses réfractées, qui, on le sait, suspend temporairement l'action des filets du vague, pourra alors exercer une influence favorable.

Si l'on peut reconnaître la cause de l'excitation du pneumogastrique, origine de la bradycardie, on tendra à la supprimer. (Adénopathie trachéo-bronchique : radiothérapie, traitement général. Médiastinite syphilitique : traitement spécifique. Gastropathie, déterminant une excitation réflexe du vague : médication appropriée, etc.)

*
* *

Ceci dit, occupons-nous du syndrome de Stokes-Adams par lésion du faisceau auriculo-ventriculaire.

On peut se trouver, comme l'indiquent MM. Castaigne et Esmein, en présence de deux conditions différentes.

1) La lésion est récente, encore en voie d'évolution : on s'appliquera, avant tout, à rechercher la nature de cette lésion, pour instituer un traitement rationnel.

On sait, aujourd'hui, que c'est la *syphilis* qui, le plus souvent, provoque une altération du faisceau de His. Si l'on sait la dépister *à temps*, on pourra obtenir une réelle amélioration, quelquefois même une guérison complète : des succès remarquables ont été obtenus par la médication antisyphilitique, dans certains cas de Stokes-Adams.

Tel le cas démonstratif d'Erlanger : un individu adulte, syphilitique, présentait une dissociation auriculo-ventriculaire complète. Sous l'action du traitement mercuriel, la dissociation devint partielle, de plus en plus légère et disparut ensuite : d'abord un battement des ventricules pour quatre des oreillettes ; puis le nombre des contractions ventriculaires s'accrut progressivement, et enfin le pouls revint à la normale.

Esmein, ayant aussi observé, chez un malade syphilitique, le syndrome de Stokes-Adams, avec block auriculo-ventriculaire incomplet, lui a fait suivre le traitement spécifique : le pouls qui battait de 36 à 48 s'est élevé à 60-70 ; les troubles nerveux (vertiges, syncopes parfois liées à des mouvements épileptiformes) ont disparu. (*Observation in thèse Bricout.*)

On peut encore citer les cas de Rénon, Ramond et Lévy-Brühl, où le traitement antisyphilitique a donné d'heureux résultats.

Quand on n'a pu déterminer exactement la nature de la lésion, il est prudent d'instituer le traitement spécifique, à titre d'épreuve. Et Boubermann, dans sa thèse, rapporte l'observation d'un cas de syndrome de Stokes-Adams, où le traitement mercuriel appliqué, malgré l'absence de signes pouvant faire songer à la syphilis, s'est montré très efficace.

Lorsque l'altération du faisceau de His, origine d'une bradycardie ventriculaire, se produit au cours d'une *endocardite* ou *myocardite aiguë*, le traitement habituel de l'affection en cause pourra aider à faire rétrocéder le foyer inflammatoire des fibres d'union auriculo-ventriculaires.

Contre l'*artériosclérose*, qui atteint aussi le cœur et peut léser le faisceau de His, on recommandera une hygiène générale, ainsi que divers procédés physiques ou médicamenteux. Mais ici, comme précédemment, les insuccès sont fréquents.

M. Vaquez conseille aussi, quand la bradycardie paroxystique est due à une lésion *commençante* du faisceau de His, d'employer l'atropine « qui aura souvent pour effet de permettre à un certain nombre de contractions de s'effectuer normalement, et par là d'espacer les troubles nerveux. On recommandera alors au malade de prendre chaque jour, au matin, un demi-milligramme de sulfate d'atropine, en solution, et l'on continuera la médication pendant quatre jours, en l'interrompant pendant un même laps de temps ».

2) La lésion est définitivement constituée : l'altération des fibres du faisceau de His est trop profonde pour pouvoir bénéficier d'un traitement curateur.

On ne peut plus chercher, alors, qu'à éviter le plus possible les causes occasionnelles des crises nerveuses, ou à faire avorter celles-ci, quand elles menacent de se produire.

Tout effort physique violent sera interdit; le repos absolu et prolongé au lit sera même quelquefois nécessaire; une vie calme, exempte d'émotions, doit être recherchée; les fonctions digestives seront surveillées, l'alimentation sera légère ; le régime lacté sera parfois prescrit.

Pour atténuer ou même suspendre, dès son début, une crise syncopale qui, malgré ces précautions, pourrait survenir, on recommandera les inhalations de *nitrite d'amyle*. Certains malades, sentant venir la crise, arriveraient, paraît-il, à l'éviter, en s'agenouillant et en abaissant fortement la tête, cherchant ainsi instinctivement à congestionner l'encéphale.

*
* *

Quant à cette malade, dont il a été si souvent question, au cours de cette étude, nous dirons que, chez elle, la lésion qui doit exister au niveau du faisceau de His, est ancienne et irréparable : seuls, les moyens palliatifs peuvent, dès lors, être employés : on peut, cependant, espérer, en les continuant, éloigner une échéance fatale.

CONCLUSIONS

I. — Le syndrome de Stokes-Adams est caractérisé, cliniquement, par un ralentissement transitoire ou permanent du pouls, compliqué de crises nerveuses, vertigineuses, syncopales ou épileptiformes.

II. — Ce syndrome a été longtemps considéré comme d'origine nerveuse : mais, depuis la découverte par His d'un faisceau d'union auriculo-ventriculaire, on a constaté que, dans la très grande majorité des cas, il était dû à une altération des fibres de ce faisceau.

III. — C'est la bradycardie, manifestée par le ralentissement du pouls, qui provoque les crises, en déterminant l'anémie des centres nerveux.

IV. — Le degré du ralentissement du pouls varie, selon les cas : chez la malade dont nous avons rapporté l'observation, le ralentissement est extrême ; le pouls bat entre 24 et 30 fois à la minute.

L'intensité des crises est en rapport avec la durée de l'intervalle qui sépare deux battements cardiaques.

Notre malade présente des crises vertigineuses et syncopales : les syncopes offrent, chez elle, cette particularité clinique d'être précédées du syndrome de l'angine de poitrine ; de plus, leur fin est marquée par l'apparition d'un érythème critique facio-cervico-thoracique ; mais malgré la longue durée de l'arrêt du cœur pendant les crises, celles-ci n'affectent point le type épileptiforme.

V. — On peut observer, chez les malades atteints d'un syndrome de Stokes-Adams, diverses associations morbides : on rencontre, en particulier, fréquemment des lésions valvulaires. Ainsi, chez notre malade, existe une lésion de l'orifice aortique, compensée par une hypertrophie du ventricule gauche, et aussi un petit anévrysme de l'aorte.

VI. — Le syndrome de Stokes-Adams présente généralement deux phases dans son évolution (longue de souvent plusieurs années) : première phase de bradycardie paroxystique, avec crises nerveuses ; deuxième phase de bradycardie permanente, sans accidents nerveux. Certains pouls lents, dits à tort physiologiques, ne sont que des Stokes-Adams parvenus à cette deuxième phase de bradycardie tolérée. (Chez notre malade, malgré que le ralentissement du pouls soit permanent, les crises nerveuses ont persisté.)

On a, parfois, au cours de maladies infectieuses, signalé l'apparition d'un syndrome de Stokes-Adams, à marche aiguë, terminé rapidement par la mort.

VII. — Il faut savoir distinguer des bradycardies vraies certaines fausses bradycardies extrasystoliques, pouvant s'accompagner de troubles nerveux.

VIII. — Si une lésion du faisceau de His entraîne la bradycardie (d'où pouls ralenti), c'est qu'elle détermine une dissociation auriculo-ventriculaire, incomplète ou complète.

Fondée sur les données de la physiologie expérimentale, sur les vérifications anatomo-pathologiques, sur l'examen clinique pratiqué avec les méthodes modernes d'investigation du cœur, la théorie pathogénique actuelle du syndrome de Stokes-Adams (par lésion du faisceau de His) est solidement établie.

Cependant, dans quelques cas tout à fait exceptionnels jusqu'ici, on reconnaît à ce syndrome une origine nerveuse.

On signale aussi deux variétés, rares, encore à l'étude, de bradycardies : la bradycardie par block sino-auriculaire et la bradycardie nodale, qui pourraient s'accompagner de troubles nerveux.

IX. — Chez notre malade, l'examen radioscopique et surtout l'électro-cardiographie ont permis de constater une dissociation auriculo-ventriculaire complète : cette constatation, complétée par l'épreuve de l'atropine, permet de croire à l'existence d'une lésion du faisceau de His.

X. — Les causes pouvant déterminer l'altération des fibres d'union auriculo-ventriculaires sont très nombreuses, comme l'indiquent les examens histologiques qui ont été pratiqués de cette région du cœur.

Mais une des causes les plus fréquentes, probablement la plus fréquente, est la syphilis. Et, chez notre malade, c'est la syphilis qui doit être incriminée (existence d'une lésion de l'orifice aortique et d'un petit anévrysme de l'aorte ; abolition des réflexes rotuliens et achilléens ; cicatrice particulière au niveau du nez ; réaction de Wassermann positive).

XI. — Le pronostic du syndrome de Stokes-Adams est grave, en raison du danger de mort subite, au cours d'une syncope.

Quand le sujet, atteint de ce syndrome, arrive à la deuxième phase de bradycardie permanente tolérée sans accidents nerveux, le pronostic devient relativement favorable.

Si l'on soupçonne une origine syphilitique, on attendra, pour établir le pronostic, d'avoir fait l'épreuve du traitement spécifique, qui peut donner d'excellents résultats.

Le pronostic peut être aggravé par la présence de certaines associations morbides.

Chez notre malade, le pronostic doit être très réservé, à cause de la persistance des accidents nerveux, malgré le ralentissement permanent du pouls.

XII. — Quand la lésion du faisceau de His est récente, en voie d'évolution, on pourra quelquefois obtenir une amélioration, par le traitement de la maladie qui a provoqué l'altération du faisceau auriculo-ventriculaire.

En particulier, si la syphilis est en cause, il faut instituer sans retard le traitement spécifique, qui a été, dans plusieurs cas, suivi de succès remarquables.

Mais si le faisceau de His est complètement altéré par une lésion définitivement constituée, on ne peut plus recourir qu'à un traitement symptomatique et palliatif : c'est le cas chez la malade de notre observation.

Accepté par le Président :

A. Gilbert.

Vu, le Doyen :

D. Landouzy.

Vu et permis d'imprimer :

Le Vice-Recteur de l'Académie de Paris,

C. Liard.

BIBLIOGRAPHIE

ADAMS. *Dublin hospital Reports*, 1827, t. IV, p. 391-396.

ARGAUD (R.). Sur une région endocardique directement excitable. (*Académie des Sciences*, juin 1913.)

ARMANN. Pulsations du sac cardiaque primitif observées chez un embryon humain de deux semaines. *(Arch. f. Gynäkol.*, 1908.)

ARMSTRONG (H.) et MUNCKEBERG (J. C.). Herzblock causé par une tumeur primitive du cœur chez un enfant de cinq ans. (*Deutsch. Arch. für Klin. med.*, 1911, p. 144-166.)

ASCHOFF. *Brit. med. Journ.*, 27 octobre 1906 ; — *Naturforsch. Gesellsch. in Freiburg*, février 1907.

ASHTON, NORRIS et LAVENSON. *The Amer. Journ. of the med. Sciences*, 1907, p. 28, University of Pensylvania.

ASKENSTEDT. Heartblock. (*Kentucky M. J.*, Bowling Green, 1909-1910.)

BACHMANN (G.). Interprétation du pouls veineux. (*Am. J. of med. Sciences*, 1908.)

BARD (L.). De l'enregistrement graphique du pouls veineux des jugulaires chez l'homme. (*Journal de Physiologie et de Pathologie générales*, Paris, 1906.) — De l'origine et de la signification de l'onde protosystolique du pouls veineux des jugulaires. (*Archives des maladies du cœur*, etc., Paris, 1908.)

BARIÉ (E.). *Traité des maladies du cœur et de l'aorte.* (Paris, 1912, in-8°, 3e édition.)

BARIÉ (E.) et CLÉRET (M.). Syndrome de Stokes-Adams à crises paroxystiques ; sclérose du faisceau de His. (*Archives des maladies du cœur*, Paris, 1909, p. 209.)

BARJON (F.). Diagnostic radioscopique des anévrysmes de l'aorte et des tumeurs du médiastin. (*Paris médical*, janvier 1911.)

Barker (L.). Electrocardiography. (*Bull. Johns Hopkins Hosp.*, London, 1910.)

Barker (L. F.), Hirschfelder et Bond. L'électro-cardiogramme comme moyen de diagnostic clinique. (*J. of the Amer. med. Assoc.*, Chicago, 15 octobre 1910.)

Barr (J.). Case of Stokes-Adams disease. (*Brit. med. Journ.*, 1906.)

Barreiro (J.). Un caso de bradicardia de origin pneumogastrico : casi experimentale. (*Rev. d. med. y chirurg. prat.*, Madrid, 1911, p. 289-293.)

Beck (H. G.) et Stokes (W. R.). Etude clinique et anatomo-pathologique d'un cas de maladie de Stokes-Adams. (*Arch. of intern. med.*, 1908.)

Beeson. *Journ. of the Amer. med. Assoc.*, 28 janvier 1908.

Belloir et Dubos. Contribution à l'étude de l'épreuve du nitrite d'amyle. (*Société de Biologie*, 7 juin 1913.)

Bergé et Pélissier. Surcharge graisseuse du cœur et infiltration adipeuse du faisceau de His dans un cas de pouls lent permanent. (*Société médicale des hôpitaux*, Paris, 1909.)

Berson (Ch. F.). Heartblock à 91 ans. (*Journ. of the Amer. med. Assoc.*, Chicago, 1908.)

Binet (S.-H.-J.). Les rayons de Röntgen et les anévrysmes de l'aorte thoracique. (*Thèse de Doctorat*, Paris, 1909, in-8°.)

Birotheau (E.). Pouls lent par dissociation auriculo-ventriculaire. (*Thèse de Doctorat*, Paris, 1911.)

Blondeau. *Thèse*, Paris, 1879.

Bordet (E.). L'état actuel de l'électro-cardiographie. (*Archives des maladies du cœur*, Paris, 1911, p. 145-170.)

Boubermann (S.). Etude sur les modifications que présente le sang au cours de la maladie de Stokes-Adams ; quelques essais sur l'étiologie de ce syndrome. (*Thèse*, Paris, 1911.)

Boudi (S.). Sur la valeur de l'électro-cardiogramme pour le diagnostic du « Herzblock » dans la maladie de Stokes-Adams. (*Wien. med. Wochenschr.*, 1909.)

Braunig (K.). *Arch. f. Anat. und Physiol.*, 1904.

Bricout (C.). Syphilis du cœur. (*Thèse de Doctorat*, Paris, 1912.)

Brissaud. *Presse médicale*, 1896, p. 633. Leçons sur les maladies du système nerveux, 1899.

Brouardel et Villaret. Contribution à l'étude du pouls lent permanent. (*Archives de médecine expérimentale et d'anatomo-pathologie*, Paris, mars 1906.)

Bruckner et Galasesco. Syphilis et insuffisance aortique. (*Société de Biologie*, janvier 1910.)

Busquet (H.). La pathogénie du pouls lent permanent. (*Presse médicale*, Paris, 30 septembre 1908). — Un cas de pouls lent permanent avec respiration périodique. (*Revue de Médecine*, Paris, 10 mars 1907.)

Buttler. *The Amer. Journ. of the med. Sc.*, 1907, p. 715.

Carrion (F.). Un cas de syndrome de Stokes-Adams. (*Rivista clin. de Madrid*, septembre 1910, p. 176.)

Carrion et Eizaguire. Le pouls veineux en clinique. (*Rivista clin. de Madrid*, 1909.)

Castaigne. *Journ. médic. français*, 1911, p. 93.

Castaigne et Esmein. *Maladies du cœur : le livre du médecin.* (Paris, 1912, in-8°.)

Charcot. *Leçons cliniques sur les maladies du système nerveux*, 1877, p. 137, t. II.

Chauveau. *Revue de médecine*, 1885. — *Journal de Physiologie et de Pathologie générales*, 1900.

Chauveau et Marey. *Comptes rendus de l'Académie des Sciences*, 1861, p. 622, et 1862, p. 32. — *Gazette médicale de Paris*, 1861, p. 673-675.

Chevalier. Le faisceau de His (*Journal de médecine de Bordeaux*, juillet 1910.)

Clarac. L'arythmie complète. (*Thèse*, Paris, 1913.)

Clarke (F. H.). Des attaques épileptoïdes qui surviennent dans la tachycardie et la bradycardie. (*Brit. med. J.*, London, 1907.)

Claude (H.) et Verdun (M.). Sur un cas de syndrome de Stokes-Adams survenu comme complication terminale d'une aortite subaiguë. (*Discussions au Congrès Français de médecine*, 1910.)

Clayton (Th.) et Merril (H.). L'orthodiagraphie dans les états pathologiques du cœur et de l'aorte. (*Amer. Journ. of the med. Sciences*, octobre 1910.)

Clerc et Esmein. Etude critique de la pulsation œsophagienne chez l'homme. (*Archives des maladies du cœur*, etc., Paris, janvier 1910.)

CLEVELAND (A. G.). A case of Stokes-Adams disease in a boy aged 15 years. (*Brit. Journ. of Children dis.*, London, 1911.)

CLUZET. Sur l'étude clinique du cœur par la méthode des électrocardiogrammes. (*Bulletin de la Société médicale des hôpitaux de Lyon*, 1910, p. 213-220.) — (*Association française pour l'avancement des sciences*, Toulouse, 1910.)

CLUZET et REBATTU. De l'électro-cardiogramme dans les arythmies. (*Bulletin de la Société médicale des hôpitaux de Lyon*, 1912, p. 520-534.)

COHN (Q. E.). Report of a case of transient attaks of heartblock, including a post-mortem examination. (*Heart*, London, 1910-1911, p. 241-248.)

COHN (A. E.). Sur la jonction auriculo-nodale. (*Heart*, London, 1909, vol. I.)

COHN (A. E.) et TRENDELENBURG (W.). Recherches sur la physiologie du faisceau atrio-ventriculaire chez les mammifères, appuyées sur des examens microscopiques. (*Pflügers Arch. f. Physiol.*, 1910, t. CXXX, p. 1.)

COHN (A. E.), HOLMES (G. M.) et LEWIS (Th.). Relation d'un cas de blocage du cœur procédant par attaques transitoires avec examen nécropsique. (*Heart*, London, 1911, vol. II, n° 3.)

COLLILIEUX. De l'électro-cardiographie. (*Thèse de Doctorat*, Lyon, 1910, in-8°.)

COLLINS (J.) et SACHS (B.). De la valeur du séro-diagnostic de Wassermann dans les affections cardiovasculaires. (*Am. Journ. of the med. Sciences*, septembre 1909.)

COURTELLEMONT. Les arythmies. (*Clinique*, Paris, 1911, p. 666-668.)

COURTOIS-SUFFIT et CHÉNÉ. Syndrome de Stokes-Adams chez un urémique ; lésion du faisceau de His. (*Société médicale des hôpitaux*, Paris, février 1909.)

CUSHNY (A. R.). Les irrégularités produites dans le cœur des mammifères par l'aconitine et les excitations électriques. (*Heart*, London, 1909.) — L'excitation du ventricule isolé, avec déduction sur le développement du rythme spontané. (*Heart*, vol. III, n° 3, 1912).

CUSHNY et GROSH. Le pouls veineux. (*Journ. of the Amer. med. Assoc.*, octobre 1907.)

CYON (DE). *Les nerfs du cœur*. (Alcan, éditeur, Paris, 1905.)

DANIÉLOPOLU (D.). Séro-diagnostic de la syphilis dans les affections de l'aorte et des artères. (*Réunion biologique de Bucarest*, 1908.) — Sur la bradycardie observée au cours des néphrites. (*Archives des maladies du cœur*, Paris, 1911, p. 417.)

DASTRE. *Journal de l'Anatomie et de la Physiologie*, 1882.

DEBOVE. Etude physico-pathologique d'un cas de pouls lent permanent. (*Gazette des hôpitaux*, Paris, avril 1910.)

DEBOVE et TRÉMOLLIÈRES. Aortite et syphilis. (*Journal médical francais*, Paris, avril 1910.)

DEHIO. *Petersburg Mediz. Woch.* 1892, n° 2. — *Deutsch. Arch. f. Klin. Mediz.*, 1894; t. LII.

DELSOUILLER (André). De la syphilis dans ses rapports avec les anévrysmes de l'aorte et de l'intérêt que présente la recherche de la réaction de Wassermann au cours de ces anévrysmes. (*Thèse de Doctorat*, Paris, 1912.)

DENEKE. *Virchows Arch.*, 1907 p. 562. — Zur Röntgendiagnostik seltener Herzleiden. (*Arch. f. Klin. Mediz.*, 1907, n° 89.)

DIXON (W. E.). Excitation et section du faisceau auriculo-ventriculaire. (*Roy. Soc. of med. ther. a. pharm. Sect.*, London, 11 avril 1911.)

DONATH. Séro-réaction de Wassermann dans les affections de l'aorte. (*Berl. Klin. Wochenschr.*, 1er novembre 1909.)

DOWNS. Origine de la contraction cardiaque. (*Monthl. Cyclopedia*, juillet 1912.)

DUCROT. Pouls lent avec crises vertigineuses d'origine toxique. (*Revue médicale de la Franche-Comté*, Besançon, 1912, p. 20-22.)

DUFOUR. *Société médicale des hôpitaux de Paris*, 1904.

DUMAS (A.) Bradycardies et faisceau de His. (*Thèse de Doctorat*, Lyon, décembre 1908.) — A propos d'un cas de bradycardie totale. (*Revue de médecine*, Paris, octobre 1911.)

EARNSHAW (Henry C.). Syndrome de Stokes-Adams de longue durée terminé par la guérison apparente. (*Amer. Journ. of the méd. Sciences*, 1910, n° 4, p. 503.)

EIGLIER (Henri). Contribution à l'étude de l'anévrysme de la crosse de l'aorte. (*Thèse de Doctorat*, Montpellier, 1909, in-8°.)

EINTHOVEN. Ueber die Form des menschlichen Elektro-cardiogramms. (*Arch. f. ges. Physiol.*, 1895.) — Ueber das normale menschliche Elektro-cardiogramm. (*Arch. f. ges. Physiol.*, 1900; *ibidem*, 1903,

p. 472.) — Le télécardiogramme. (*Arch. intern. de Physiol.*, 1906.) — La construction du galvanomètre à corde. (*Pflügers Arch. f. Physiol.*, 1909.) — Sur la signification de l'électro-cardiogramme. (*Pflügers Archiv.*, p. 149, 1.)

EMANUEL. Stokes-Adams syndrome. (*Birmingh. med. Review*, 1911.)

ENGELMANN. *Pflügers Arch.*, vol. LXII, LXV, LXXV. — Myogene Theorie und Innervation des Herzens. (*Deutsch. Klinik*, 1903.)

EPPINGER (H.). Zur Pathologie des Aschoffrawaraschen Reizleitungssystems. (*Verhandl. d. deutsch. Kongr. f. innere Med.*, *Wiesb.*, 1910.)

EPPINGER et ROTHBERGER. Etude expérimentale de l'électro-cardiogramme. (*Wien. Klin. Wochenschr.*, 1909.)

ERLANGER (J.). *Centralbl. f. Phys.*, 1905, t. XIX. — *Journ. of. exp. Mediz.*, vol. VII, 1905, p. 676. — Irrégularité du cœur par trouble de la conductibilité. (*Am. Journ. of med. Sciences*, 1908.) — L'action du pneumogastrique sur les ventricules chez le chien. (*Pflügers Arch. f. Physiol.*, 1909.) — Further studies on the physiologie of heartblockin mammals. (*Heart*, London, 1910. — Heartblock. (*British méd. Journ.*, 1906, n° 2.) — *John Hopk, Hosp. méd. Bulletin*, juin 1905.

ERLANGER et BLACKMANN. *Heart*, 1910.

ERLANGER et HIRSCHFELDER. *Centralbl. f. Phys.* 1905.

ESMEIN (Ch.). Du ralentissement permanent ou temporaire du pouls par lésion intracardiaque. (*Thèse de Doctorat*, Paris, 1908.) — Les formes cliniques de la bradycardie consécutive aux lésions du faisceau de His. (*Revue mensuelle de médecine interne et de thérapeutique*, Paris, septembre 1909.) — Un cas de bradycardie persistante avec accidents syncopaux d'origine pneumogastrique. (*Société médicale des hôpitaux*, Paris, 24 juin 1910.) — Les arythmies cardiaques : leur étude clinique et leur portée pratique. (*Journal médical français*, Paris, 1911, p. 112-124.)

ETIENNE. *Annales de Dermatologie et de Syphiligraphie*, 1897.

EULENBURG. *Wiener méd. Woch.*, 1868, n° 65.

FAHR. Interruption du système de conductibilité des excitations par une gomme du septum. (*Biolog. Abteil. des aerztl. Vereine in Hamburg*, 1909. — *Hamburg, Virchows Arch. für path. Anat.*, p. 562, 1907.)

FALCONER (J. L.). Un cas de maladie de Stokes-Adams. (*Brit. med. Journ.*, décembre 1912.)

FANO. *Archivio per le Scien. med.*, vol. XIV, fasc. 2.

FAUGERES-BISHOP (L.). Maladie d'Adams-Stokes avec « heartblock » complet. (*Amer. Journ. of the med. Sciences*, 1910.)

FLEMING (G. B.) et MILLS KENNEDY (A.). Un cas de block complet du cœur dans la diphtérie avec constatations nécropsiques. (*Heart.*, London, vol. II, n° 2, p. 77.)

FOY (G.). Le pouls lent. (*Revue générale* in *Progrès médical*, 28 août 1909.)

FRANCK (Fr.). *Gazette hebdomadaire de Médecine et de Chirurgie*, 2e série, t. XIX, 1882.

FRANCK (Th.). Maladie de Stokes-Adams. (*J. of the Amer. med. Assoc.*, décembre 1912.)

FREDERICQ (L.). *Arch. int. Physiologie*, vol. II, 1905, p. 281. — *Archives de Biologie*, 1890, p. 211. — *Archives de Biologie*, 1886, t. VII, p. 230. — *Revue Scientifique*, juillet 1907.

FREDERICQ (Léon). Remarques historiques et critiques sur les interprétations cliniques nouvelles de la comparaison des tracés veineux et œsophagiens avec les tracés auriculaires. (*Zentralbl. f. Physiol.*, 1908.) — Accélération du pouls artériel par l'exercice musculaire dans le cas de lésions du faisceau de His. (*Compte rendu de la Société de Biologie*, Paris, 1912, p. 810-812.) — A propos de la découverte du faisceau de His. (*Archives internationales de Physiologie*, 28 mars 1912.) — Dissociation par compression graduée des voies motrices et arrestatrices contenues dans le faisceau de His. (*Archives internationales de Physiologie*, mars 1912.)

FRIEDREICH. *Traité des maladies du cœur*, p. 72. (Trad. Lorber et Doyon.)

FULTON (T. M. R.), JUDSON (Ch. F.) et NORRI (Georges W.). Blocage cardiaque congénital chez un père et deux enfants. (*Am. Journ. of the méd. Sciences*, 1910, p. 339.)

GAETANI (Luigi di). Le faisceau atrio-ventriculaire chez l'homme. (*Istituto anatomico della R. Università di Pisa*, 21 juin 1911, vol. XXXIX, n° 8.)

GALLAVARDIN (Louis). Des bradycardies. (*Rapport au Congrès français de médecine*, Paris, 1910.) — *La tension artérielle en cli-*

nique ; sa mesure ; sa valeur séméiologique. (Steinheil, Paris, 1910, in-8°.) — Des bradycardies. (*Province médicale*, Paris, 1910, p. 440-443.) — Du syndrome de Stokes-Adams. (*Lyon médical*, 1910, p. 629.) — Bradycardie physiologique totale familiale. (*Bulletin de la Société médicale des hôpitaux*, Lyon, 1911, p. 644-649.) — Trois cas de maladie de Stokes-Adams avec « blok » total au cours de cardiopathies diverses et notamment d'une lésion aortique rhumatismale chez un homme de 32 ans. (*Bulletin de la Société médicale des hôpitaux*, Lyon, 1911, p. 687-703.) — De quelques nouvelles méthodes de diagnostic des maladies du cœur : phlébographie, œsophago-cardiographie, électro-cardiographie. (*Journal médical français*, Paris, 1911, p. 99-111.) — Contribution à l'étude des arythmies extrasystoliques bénignes. (*Lyon médical*, 1912, p. 49-65.)

GALLOWAY et FULTON. Symptôme de Stokes-Adams chez un garçon de 18 ans. (*Proceed. of the Roy Soc. of. med.*, Londres, janvier 1911.)

GARREY. *American Journ. of. Physiology*, septembre 1912, n° 6.

GASKELL. On the innervation of the heart, with especial reference to the heart of the tortoise. (*Journ. of. Physiol.*, 1883, t. IV, p. 69.) — *Proceed. of the Roy. Soc. of. Med.*, London, juillet 1908, p. 257.

GAUCHER et NATHAN. Aortite syphilitique et rétrécissement aortique. (*Archives des maladies vénériennes*, Paris, 1909, p. 609.)

GEHRARDT. *Arch. f. Klin. Mediz.*, 1909.

GIBBES et DALLY. De l'électro-cardiogramme dans le « heart-blok » complet. (*Clinical Journ.*, London, 21 août 1912.)

GIBSON. Le cœur dans un cas de maladie de Stokes-Adams. (*Quaterly Journ. of Med.*, 1908.)

GIBSON (G. A.). La cause de la contraction du cœur. (*Med. Society of London*, 1907.)

GIBSON (Al.). Sur le tissu musculaire primitif du cœur humain. (*Brit. med. Journ.*, London, 1909.)

GIBSON. *Brit. med. Journ.*, 27 octobre 1906.

GIBSON (G. A. et RITCHIE (W. T.). Syndrome de Stokes-Adams par « heart-blok », (*Edimb. med. chir. Soc.*, 1909.)

GILBERT (A.) et THOINOT (L.) *Nouveau traité de Médecine et de Thérapeutique.* (Paris, J.-B. Baillière, éditeur.)

GILBERT (A.) et DESCOMPS (P.). L'érythème critique de l'angine de poitrine. (*Paris médical*, 23 mars 1912.)

GILL (J. M.). A case of congenital heart-block. (*Australas. Med. Gaz.*, Sydney, 1911.)

GLEY. *Archives de Physiologie*, 1889-1890.)

GOTCK (F.). Le mode de contraction du ventricule d'après les courbes électrométriques chez la tortue et le lapin. (*Heart*, London, t. I, n° 3, p. 235.)

GROSH (L. C.) Report of two cases of heart-block. (*Ohio Med. Journ.*, Columbus, 1911.)

GRUBER *Münch. med. Woch.*, 1912.

GUÉNIN (A.). Diagnostic des anévrysmes latents de la crosse de l'aorte. (*Revue générale de clinique et de thérapeutique*, Paris, 1911, p. 389-392.)

GUICHARD (J.). Pathogénie du pouls lent permanent : étude du faisceau de His. (*Thèse de Doctorat*, Montpellier. 1908.)

GUILLEMINOT (H.). *Radioscopie et Radiographie cliniques de précision*, Paris, 1900. —Technique de la Radioscopie et de la Radiographie ordinaire. In *Traité de Radiologie médicale*. Direction Pr Bouchard, Paris, 1903, Steinheil, éditeur.) — *Rayons X et Radiations diverses*. (Paris, 1910.)

GUYONNAUD (Léopold). La syphilis du cœur. (*Thèse de Doctorat*, Paris, 1911.)

HAUDFORD. *Brit. Med. Journ.* 1904, t. II, p. 1745.

HANDWERK. Symptôme complexe d'Adams-Stokes : gomme du septum auriculaire. (*München. méd. Wochenschr.*, 1909.)

HARRIS (T. C.). Stokes-Adams syndrome of heart blok, with report of case. (*Virginia med. semi Monthl.*, Richmond, 1910-11.)

HEILHECKER (W.). Zur Pathologie des Hisschen atrioventrikularbündels bei dem Adams-Stokesschen Symptomenkomplex. (*Franckfurt zeitschr. f. Path.*. Wiesb. 1911.)

HEINEKE-MULLER-HOSSLIN. *Deutsch. Arch. f. Klin. Mediz.*, 1908, n° 93.

HEITZ (J.) et POULIOT (L.). Sur une forme clinique de syndrome de Stokes-Adams, observée chez des malades porteurs de double lésion mitrale. (*Tribune médicale*, Paris, décembre 1907.)

HENRIJEAN et WAUCOMONT. *Bull. Acad. Roy. méd. belge*, 1912, n° 6, p. 339.

HENRY. *Thèse de Doctorat*, Paris, 1900-1901.

HERING (E.). *Pflügers, Arch.* 1905, vol. CVIII. — *Arch. f. die gesamte Physiol.*, 1906, p. 354. — *Deutsch. med. Wochenschr.* 14 novembre 1907. — *Pflügers Arch.*, 1907. — *Centralblatt f. Physiol.*, 25 janvier 1908. — *Arch. f. die gesamte Physiol.*, 1909. — *Zeitschr. f. experim. Path. u. Therapie*, 1904-1905. — *Zeitschr. f. exp. Path. u. Thérapie*, 1906. — *Pflügers Arch.*, 1900. — Sur le début de la contraction des muscles papillaires et leurs rapports avec le faisceau atrio-ventriculaire. (*Pflügers Arch.*, 1909.) — Sur la signification de l'électro-cardiogramme en clinique. (*Arch. Rœntgen Ray.*, London, 1910.) — Sur les troubles fonctionnels qui dépendent des systèmes musculaires du cœur. (*Archives des maladies du cœur*, Paris, 1910, p. 322.) — L'électro-cardiogramme. (*Wissensch. Gesellsch. deutsch. Aerzte in Böhmen*, 1909.) *Ibidem* (*Congrès de médecine de Wiesbaden*, 1909.) — Sur le point de départ de l'activité cardiaque et ses modifications dans les circonstances pathologiques. (*München. med. Wochenschr.*, 1909.) — Faits démontrant que le ralentissement que subit la conduction de l'excitation entre l'oreillette et le ventricule des mammifères a lieu dans le nœud de Tawara. *Pflügers Arch. für Physiol.*, 1910, p. 572.) — Du diagnostic clinique par l'électro-cardiogramme. (*Zentralblatt f. Herzkrankh.*, 1er mars 1913.)

HERXHEINER et KHOL. *Deutsch. Arch. f. Klin. Médiz.*, 1908, n° 93.

HEUVEL (G. C. van den). La maladie de Stokes-Adams et un cas de blocage congénital du cœur. (*Inaug. Dissert.*, Groningen, 1908.)

HEWLET. *American of med. Association*, 1907.

HIS (Junior). *Arbeit. aus der Mediz. Klinik, zu Leipsig.* 1893, p. 1-13. — 3e Congrès international de Physiologie, Lausanne, 1895, analysé par Boruttau. (*Centralblatt für Physiologie*, 1895, vol. IX, 1895, p. 469.) Ein Fall von Adams-Stokes'scher Krankheit mit ungleichzeitigen Schlagen der Vorhöfe und Herzkammern. (Herzblock), (*Deutsch. Arch. f. Klin. Med.*, LXIV.) — 18e Congrès allemand de Médecine Interne (Carlsbad, 1908.) — Herzmuskel und Herzganglien. (*Wiener medicinischen Blätter*, n° 44, 1894.)

HOFFMANN. Zur Kentniss der Adams-Stokes'schen Krankheit. (*Zeitsch. f. Kl. mediz.*, 1900. 41, p. 357.)

HOFFMANN (A.) Les nouvelles acquisitions pour le diagnostic des affections du cœur. (*Deutsch. med. Wochenschr.*, 1908.) — Die Kritik des Elektro-kardiogramms. (*Verhandl. d. Kongr. f. innere Med.*, 1909.) — La signification de l'électro-cardiogramme typique. (*Deutsche med. Wochenschr.*, 15 août 1912.)

HOLL. Makroskopische Darstellung des Atrioventrikularen Verbindungsbündels am menschlichen und thierischen Herzen. (*Zeischriften der mathem. naturw. Klasse der kaiserlichen Akademie der Wissenschaften zu Wien*, 1911, vol. 87.)

HOLST (F.) et MONRAD-KROHN (G. H.). Contribution à l'étude de la fonction du faisceau auriculo-ventriculaire. (*Quart. Journ. of med.*, 1911.)

HUCHARD. *Archives générales de Médecine*, 1895.

HUCHARD et FIESSINGER (N.). Syphilis gommeuse du cœur. (*Rev. de méd.*, Paris, 1907). — Le traitement des arythmies. (*Journal des praticiens*, Paris, septembre 1908.)

HUGUENIN. *Thèse de Doctorat*, Paris, 1890.

JAMES (W. B.). Etude clinique de quelques arythmies cardiaques. (*Amer. Journ. of med. Sciences*, octobre 1908.)

JANOWSKI (W). Importance du cardiogramme œsophagien pour le diagnostic exact de la maladie de Stokes-Adams. (*Wien. med. Wochenschr.*, 1908.) — Sur la valeur du cardiogramme œsophagien pour le diagnostic de la maladie de Stokes-Adams avec quelques observations sur la bradycardie. (*Wratchebnaïa Gazeta*, 1908.)

JELLINECK (E. O.) et COOPER (C. M.). Quelques observations sur six cas de heartblock avec tracés et une autopsie. (*Brit. med. Journ.*, London, avril 1908.)

JELLINECK, COOPER et OPHÜLS. *Journ. of Americ. med. Assoc.*, 1906, n° 5 et *The Brit. med. Journ.*, 4 avril 1908, cas I.

JOHNSTON (J. C.). Stokes-Adams disease ; the status of heartblok ; report of cases. (*Med. Rec.*, N. Y., 1911.)

JOSUÉ (O.). Des crises épileptiformes et syncopales dans le pouls lent permanent par dissociation auriculo-ventriculaire. (*Bulletin et mémoires de la Société médicale des hôpitaux*, Paris, 1911.) — Les notions nouvelles sur le pouls veineux. (*Presse médicale*, Paris, juillet 1912.)

JOSUÉ (O.) et GODLEWSKI (H.). L'épreuve du nitrite d'amyle. (*Bulletin de la Société médicale des hôpitaux*, Paris, 30 janvier 1913.)

JUIF (M.). Contribution à l'étude du pouls lent permanent d'origine congénitale et héréditaire. (*Thèse de Doctorat*, Paris, 1912.)

KARCHER (J.) et SCHAFFNER (G.). Un cas de maladie d'Adams-Stokes avec sclérose du faisceau de His. (*Berlin. klin. Wochenschrift.*, 1908.)

KEITH (A.). The auriculo-ventricular bundle of His. (*The Lancet*, 3 mars 1905, p. 623.)

KEITH (A.) et FLACK (M.). *Journ. of Anat. a. Physiol.*, 1906-1907. — *The Lancet*, 11 août 1906, p. 359.

KEITH et MILLER. *The Lancet*, 24 novembre 1906.

KENT STANLEY. Researches on the Structure of the mammalian heart. (*Journ. of. Phys.*, vol. XIV, p. 234, 1893.)

KINO (F.). Stopping the accessory systolæ of the auricles ; on extrasystolic bradycardia. (*Gaz. lek.*, Warszawa, 1911.)

KOCH (Walter). Sur l'anatomie pathologique des troubles du rythme cardiaque. (*Berl. klin. Wochenschrift*, 1911. — *Deutsch. med. Woch.*, 1909, nº 10, p. 429.

KRAUS et NICOLAÏ. *Das Elektro-kardiogramm des gesunden und kranken Muschen*. (Leipzig, Veit, 1910, in-8º.)

KRONECKER (H.). Preuves expérimentales de la théorie némogène de la coordination des battements du cœur. (*Brit. méd. Journ.*, 23 juillet 1910.)

KRULL (J.). Een geval van ziekte van Stokes-Adams. (*Nederl. Tidschr. v. Geneesk*, Amsterdam, 1910.)

KUSSMAUL et TENNER. *Untersuch. über Ursprung u. Wesen der gallen suchtartigen Zuckungen bei der Verblutung, sowie der Fallucht überhaupt.* (Francfurt, 1856.)

LANGENDORFF. *Ergeb. der Physiol.*, t. IV, 1905, p. 764-796.

LASLETT. Attaques syncopales avec arrêt prolongé de l'ensemble du cœur. (*Quaterly Journ. of med.*, London, 1909). — Bradycardie urémique. (*Lancet*, London, 7 octobre 1911.) — Two cases of paroxysmal bradycardia (total). (*Quaterl. J. of med.*, Oxford, 1911-1912, p. 245-273.)

LAUBRY et PARVU. La réaction de Wassermann dans les anévrysmes de l'aorte. (*Société de Biologie*, Paris, mai 1909.) — La réaction de Wassermann au cours de quelques affections cardio vasculaires. (*Société de Biologie*, Paris, 3 juillet 1909.)

LEBON. Radio-diagnostic des maladies du cœur. (*La Clinique*, Paris, 17 janvier 1913.)

LECONTE (Marc). Contribution à l'étude des arythmies : l'extrasystole. (*Thèse de Doctorat*, Paris, 1911.) — L'extrasystole : valeur séméiologique et pronostique. (*Archives des maladies du cœur*, Paris, 1911, p. 273-297.)

LECOMTE et STROEHLIN. Un cas de pouls lent permanent chez une malade de 88 ans. (*Bulletin et mémoires de la Société médicale des hôpitaux*, Paris, 1911, p. 307-310.)

LEDERMANN (Reinhold). La réaction de Wassermann dans les affections du cœur et des vaisseaux. (*VII*e *Congrès international de dermatologie et de syphiligraphie*, Rome, 8-13 avril 1912); *idem* (*Presse médicale*, Paris, avril 1912). — Les lésions du cœur et des vaisseaux causées par la syphilis. (*Deutsch. med. Wochenschr.*, 30 mai 1912.)

LÉPINE (R.). Sur un cas de syndrome d'Adams-Stokes sans blocage. (*Semaine médicale*, Paris, 1907.) — Sur la coexistence d'un rétrécissement du trou occipital et du syndrome d'Adams-Stokes. (*Lyon médical*, 1910, p. 1065-1068.)

LEREBOULLET et HEITZ. Les maladies du cœur en 1911. (*Paris médical*, 1911-12, p. 97-106.)

LESAGE. Explication théorique des données du galvanomètre d'Einthoven dans le diagnostic des maladies du cœur. (*Académie de médecine*, Paris, 1er avril 1913.)

LETULLE, DUJARIER, AUBOURG et PATRY. Anévrysme de l'aorte thoracique. Contribution du diagnostic radiologique des anévrysmes de l'aorte. (*Archives des maladies du cœur*, Paris, 14 mars 1913.)

LEWIS (Th.) Congenital heartblock. (*Brit. med. Journ.*, London, 1911. — *Le mécanisme de la pulsation cardiaque.* (London, Shaw and Sons, 1911, in-8°.) — Sur la forme des tracés électrocardiographiques correspondant à des contractions cardiaques engendrées dans des régions diverses du myocarde auriculaire et sur la zone directrice du rythme du cœur. (*Heart*, London, vol. II, p. 23.) — L'électro-cardiographie et son importance dans l'examen clinique des affections du cœur. (*Brit. med. Journ.*, London, juillet 1912.)

LEWIS (Th.), OPPENHEIMER (B. S.) et OPPENHEIMER (A.) Le lieu d'origine de la contraction cardiaque dans le cœur des mammifères : études sur le chien. (*Heart*, London, vol. II, n° 2, p. 147.)

Lian (C.). Du pouls lent permanent par dissociation et sans accidents nerveux à aucune période de son évolution (pouls lent permanent solitaire). (*Progrès médical*, Paris, 1911, p. 547-552.) — Du pouls lent permanent congénital. (*Bulletin et mémoires de la Société médicale des hôpitaux*, Paris, 1912, p. 799-825.) — Etude graphique et clinique du pouls veineux jugulaire dit physiologique. (*Journal de physiologie et de pathologie générales*, Paris, janvier 1912, t. XIV, nº 1.) — *Archives des maladies du cœur*, juillet 1909.

Lian (C.) et Lyon-Caen (L.). De la physiologie pathologique du pouls lent ictérique (bradycardie totale s'accélérant par l'atropine). *Archives des maladies du cœur*, Paris, 1912, p. 1.)

Lichtfield. *Australasian Médic. Gaz.*, 1898.

Luce. *Deutsch. Arch. f. Kl. Med.*, vol. 74, p. 370.

Mackensie (James). Du début anormal de la contraction cardiaque. (*Quaterl. Journ. of Medicine*, 1907). — Diseases of the heart. (*Oxford medical publications*, London, 1908). — La bradycardie nodale. (*Heart*, London, 1909.) — *Les maladies du cœur*. (Traduit par A. François avec préface de H. Vaquez. Paris, Alcan, 1911, in-8°.) — *Brit. med. Journal*, 1892, p. 769; 1894, p. 192 ; 1905, p. 519.

Mackintosh (A. W.). — Observations upon two cases of Stokes-Adams syndrome unassociated with demonstrable delay of impulse transmission. (*Heart*, London, 1910-1911.)

Magnus-Alsleben. Origine des excitations cardiaques dans les oreillettes. (*Arch. f. exper. Path. u. Pharm.*, 1911, t. XIV, p. 228.) — *Zeitsch. f. Klin. Medic.*, 1909.

Maisons (M.). Les bradycardies. (*Gazette des hôpitaux*, Paris, 25 février 1911, p. 331-341.)

Marey. Recherches sur les excitations électriques du cœur. (*Journal de l'anatomie et de la physiologie*, Paris, 1877.) — De la circulation du sang, *idem* 1863. — Travaux du laboratoire, *idem*, 1875-1876.

Martinet. Valeur respective des diverses méthodes modernes d'exploration du système circulatoire. (*Presse médicale*, Paris, 13 avril 1912.)

Mathieu (P.) et Watrin (J.). Systoles ventriculaires inefficaces et pouls veineux jugulaire. (*Société de Biologie*, Paris, 1912, p. 1103.)

Mendelssohn (M.). De l'électro-cardiogramme chez l'homme à l'état normal et pathologique. (*Archives des maladies du cœur*, Paris, 1908.) — Sur la valeur diagnostique et pronostique de l'électro-cardiogramme dans les maladies du cœur. (*Association française pour l'avancement des sciences*, Lille, août 1909.)

Mergoni. Sur le faisceau atrio-ventriculaire de His. (*Soc. med. di Parma*, 18 janvier 1910); (*Policlinico*, Roma 1910, fascicule 14.)

Merison (Alexander.) Sur l'innervation du nœud sino-auriculaire de Keith et Flack et du faisceau auriculo-ventriculaire de Kent-His. (*Journ. of.a nat. et physiol.*, juillet 1912.)

Merklen (P.) et Heitz (J.). *Examen et séméiotique du cœur*. (Paris, Masson, 4e édition, 1910, in-8°, 2 volumes.)

Minkowski. *Deut. med. Woch.*, 1906, n° 31. — *Zeitsch. f. Klin. Mediz.*, vol. LXII, 1907.

Mollard. Les nerfs du cœur. (*Revue générale d'histologie*, fasc. 9, t. III, 1908.)

Mollard (J.), Dumas (A.) et Rebattu. (*Archives des maladies du cœur*. Paris, 1911, p. 298.)

Mönkeberg (J. G.). Contribution à la pathologie du faisceau de His et de l'insuffisance cardiaque. (*Berl. Klin. Wochenschr.*, 1909.)

Monrad-Krohn (G. H.). Le faisceau atrio-ventriculaire dans le cœur humain. (*Archives des maladies du cœur*, Paris, 1911, p. 350.)

Morgagni. *De sedibus morborum*, 5e édition, Desormeaux, t. II, p. 13, et t. X, p. 42.

Morquio (L.). Sur une maladie infantile et familiale caractérisée par des modifications permanentes du pouls, des attaques syncopales et épileptiformes et la mort subite. (*Archives de médecine des enfants*, Paris, 1901.)

Mosbacher (E.). Sur les troubles de transmission du stimulus du cœur. (*München. med. Wochenschr.*, 1908.)

'Müller, *Centr. f. Kl. Mediz.*, 1892, p. 526.

Muskens. *Archives de Physiologie*, t. X, p. 193, 1898. — *Amer. Journ. of Physiol.*, 1898, p. 486. — Influence du nerf pneumogastrique sur le cœur. (*Journal de physiologie et pathologie générales*, n° 1, p. 169, 1900.)

Mut (A.). Un caso notable de « heartblock ». (*Rev. Iber. Amer. de cien. med.*, Madrid, 1911.)

Nefedoff (V. V.). Stokes-Adams disease (*Voyenno med. Journ.*, Saint-Pétersbourg, 1910.)

Newburgh (L. H.). Adams-Stokes disease. (*Lancet-Clinic*, Cincinn., 1911.) — Un cas de blocage du cœur d'origine pneumogastrique et ses relations avec la vagotomie. (*Lancet-Clinic*, Cincinn., 8 avril 1911.)

Nicolaï. Ablauf der Erregungsleitung im Säugetierherzen. (*Centralbl. f. Physiol.*, 1906.) — *Deutsch. med. Woch.*, 1909.) — Uber die Dissociation zwischen Atrium und Ventrikel und ihre Compensation durch Alladromien. (*Verhandl. d. deutsch. Kong. f. innere Med.*, Wiesb., 1910.)

Nicolaï et Flesch. Mécanisme de la régularisation du rythme cardiaque dans la dissociation complète auriculo-ventriculaire. (*Deutsch. med. Wochenschr.*, 1909.)

Nordmann. Deux cas de maladie de Stokes-Adams. (*Loire médicale*, Saint-Etienne, 1911, p. 289-292.)

Norris (G. W.). *Etudes de pathologie cardiaque.* (London, Saunders, in-8°.)

Oberndorfer. L'aortite syphilitique. (*Münch. med. Wochenschr.*, 11 mars 1913.)

Oddo et Sauvan. *Marseille médical*, 1907, p. 443.

Oigaard. De la réaction de Wassermann dans les maladies du cœur et des vaisseaux. (*Archives des maladies du cœur*, Paris, 1910, p. 478.)

Ortner. *Zeitschr. f. Heilk*, novembre 1907.

Osler (W.). Syphilis et anévrysme. (*Brit. med. Journ.*, London, novembre 1909.)

Pace (D.). La pulsation cardio-œsophagienne chez l'homme dans les conditions physiologiques et dans quelques états morbides du cœur. (*Riforma med.*, Palermo, 1909.) — Recherches histologiques sur les systèmes de connexion atrio-ventriculaire du cœur de l'homme, des mammifères et des oiseaux. (*R. Accad. med.-chir. di Napoli*, 1910.) — Préparations anatomiques du faisceau atrio-ventriculaire. (XXIIe *Congrès de la Société italienne de médecine interne*, Rome, octobre 1912.)

Pachon. *Journal de physiologie et pathologie générales*, Paris, 1905, t. VIII, p. 555, et 1909, p. 377.

Paladino (Giovanni). Contribuzione all'anatomia, istologia e fisiologia del cuore. (*Movimento med. Chir. di Napoli*, 1876.)

Pankul (E.). Le rôle physiologique du faisceau de His. (*Zeitschr. f. Biol.*, 1908.)

Petersen. Etat actuel de l'électro-cardiographie. (*Hospitalstidende*, novembre 1912.)

Pezzi et Sabri. Le cardiogramme normal et pathologique pris systématiquement dans le décubitus latéral gauche d'après la méthode du Pr Pachon. (*Archives des maladies du cœur*, Paris, 1911.)

Pezzi et Clerc. *Société de Biologie*, 1er juin 1912.

Pick (Friedl). L'électro-cardiogramme dans un cas de maladie d'Adams-Stokes. (*Congrès de médecine interne de Wiesbaden*, 1909.)

Pierret et Dartevelle. Un cas de bradycardie typhique. (*Archives des maladies du cœur*, Paris, 1911, p. 500.)

Pierret et Duhot. Les effets du traitement mercuriel dans les cardiopathies : la syphilis du cœur. (*Echo médical du Nord*, Lille, novembre 1912.)

Piersol (G. M.). Remarques sur le pouls jugulaire chez l'homme. (*Am. Journ. of the med. Sciences*, 1908.)

Pissavy (A.). Pouls lent et syndrome de Stokes-Adams. (*Clinique*, Paris, 1911, p. 35-37.) — Anévrysme de l'aorte thoracique. (*Clinique*, Paris, 13 décembre 1912.)

Pitt (Newton). Sur l'étiologie des altérations dégénératives de l'aorte. (*LXVIe Congrès de la Brit. med. Assoc.: Brit. med. Journ.*, London, 1908.)

Plehn. Un cas de herzblock avec syndrome d'Adams-Stokes. (*Société de médecine interne et de pédiatrie de Berlin*, février 1913.)

Pletnew (D.). Le syndrome de Morgagni-Adams-Stokes. (*Ergeb. d. inner. Med. u. Kinderheilk.*, 1908.) — La bradycardie. (*Forschritte der medizin.*, 1912.)

Pletnew et Kedrowsky. Un cas de syndrome de Morgagni-Adams-Stokes. (*Vratchebnaïa Gazeta*, 1911, n° 21.)

Pouchet (G.). *Leçons de Pharmacodynamie et de matière médicale.* (Paris, Doin, éditeur.)

PRIBRAM (A.). Signification de l'électro-cardiogramme dans les maladies du cœur. (*Deutsch. med. Wochenschr.*, 1909.)

PRIBRAM (A.) et KAHN (R. A.). Contribution à l'étude du syndrome d'Adams-Stokes. (*Prag. med. Wochenschrift*, 1910, p. 233.)

PURSER (C.). A case of Stokes-Adams disease of the heart. (*Australas. med. Gaz.*, Sydney, 1911.)

RAMOND et LÉVY-BRUHL. Pouls lent permanent guéri par le traitement mercuriel. (*Société médicale des hôpitaux*, Paris, 1909.)

RATHERY (F.) et LIAN (C.). Des bradycardies nerveuses, etc. (*Bulletin de la Société médicale des hôpitaux*, Paris, 23 janvier 1913.)

RAUTENBERG (E.). Contribution à la physiologie de la contraction cardiaque. (*Zeitschr. f. Klin. Med.*, 1908.) — Electro-cardiogramme et mouvement du cœur. (*Berl. Klin. Wochenschrift*, 28 novembre 1910.) — *Deutsch. Arch. f. Klin. Med.*, 1907, vol. XLI. — *Berl. Kl. Wochensch.*, 1907, vol. XLIV.

REGNARD. *Thèse*, Paris, 1890.

REHFISCH. Les bases expérimentales de l'électro-cardiogramme. (*Deutsch. med. Wochensch.*, Berlin, 1910.) — *Berl. Klin. Woch.*, 26 août 1907. — *Berl. Klin. Woch.*, 1905. — *Arch. f. Anat. und Physiol.*, 1906.

RENAULT (J.), LIAN (C.) et MARTINGAY (M.). Etude graphique d'un cas de pouls lent permanent par dissociation auriculo-ventriculaire complète et avec accidents nerveux. (*Bulletin et mémoires de la Société médicale des hôpitaux*, Paris, juillet 1911.)

RÉNON (L.). Le blocage du cœur. (*Clinique*, Paris, février 1909.) — *Société médicale des hôpitaux*, Paris, 1908.

RETZER. L'anatomie du système conducteur dans le cœur des mammifères. (*Johns Hopkins Med. Soc.*, 1908.) — Uber die musculose Verbindung zwischen Vorhof und Ventrikel des Saügetierherzens. (*Arch. f. Anat. und Phys.*, 1904.)

RIEBOLD. Troubles de la conductibilité entre le sinus et l'oreillette. (*Zeitschr. f. Klin. Med.*, 1911.)

RIHL (G.). Contribution à l'étude des troubles de conductibilité entre le point d'origine du stimulus cardiaque et l'oreillette. (*Deutsch. Arch. f. Klin. Med.*, 1908.) — Le pouls veineux normal et pathologique. (*Zeitschr. f. experim. Path. u. Therap.*, 1909.) — *Zeitsch. f. exp. Path. und Therapie*, 1905.

RITCHIE. Action du vague sur le cœur humain. (*Quaterl. Journ. of Medicine*, octobre 1912.)

ROBINSON. *Bull. of the Ayer Clin. Lab. of the Pensylv. Hosp. Philadelphia*, décembre 1907.

ROGER (H.). Des bradycardies dans les infections typhoïde, paratyphoïde et embarras gastrique fébrile. (*Province médicale*, Paris, 17 mai 1913.) — Les bradycardies. (*Revue générale* in *Paris médical*, 20 juillet 1912.)

ROGER, BAUMEL et LAPEYRE. Syndrome de Stokes-Adams. (*Gazette des hôpitaux*, octobre 1912.)

ROOS. Zur Kentnniss des Herzblocks beim Menschen. (*Zeitschr. f. Klin. Mediz.*, 1906, n° 59, p. 197.)

ROQUES. Contribution à l'étude des anévrysmes de l'aorte. (*Thèse*, Paris, 1913.)

ROUSSY et AMEUILLE. La recherche et l'examen anatomique du faisceau de His. (*Rif. med.*, 1910.)

SALTZMANN (Fred.). Sur la marche de la contraction dans le cœur et particulièrement dans les piliers. (*Skand. Arch. f. Physiol.*, Stockholm, 1908.)

SAMOÏLOFF (A.). Beiträge zur Elektrophysiologie des Herzens. (*Arch. f. Anat. u. Physiol.*, 1906.). — L'électro-cardiogramme. (*Roussk. Vratch.*, Saint-Pétersbourg, 1908.)

SANCTIS (G. DE). Cinq cas de syndrome de Morgagni-Stokes-Adams. (*Policlin.*, Roma, 13 octobre 1912.)

SAPEGNO (M.). Nuove ricerche sulla patologia del fascio atrio-ventricolare. (*Arch. per le sc. med.*, Torino, 1910.) — Paralisi cardiaca e fascio-atrio-ventricolare (fascio dell'His). (*Arch. di antrop, crim.*, Torino, 1911.)

SAROLEA. *Archives de Biologie*, t. X, p. 187.

SCHIBONI (L.). Contributo allo studio anatomo-patologico del fascio di His. (*Ricerch. in. Lab. di anat. norm. di Universit. di Roma*, 1909-1910.)

SCHMIDT. *Münch. mediz. Wochensch.*, 1904, p. 280.

SCHMOLL. *Arch. f. Klin. Mediz.*, 1906, p. 554.

SCHULMAN (M.). Traitement de l'arythmie cardiaque. (*Journ. of the Amer. med. Assoc.*, octobre 1911.)

SCHÜTZE (A.). Affections de l'aorte, tabès dorsal et syphilis. (*Deutsch. Zeitschr. f. Chir.*, 1908.)

SNYERS. Les lésions du faisceau de His dans la maladie d'Adams-Stokes. (*Congrès français de médecine*, Paris, 1907.)

SOUQUES et CHÉNÉ (H.). Pouls lent permanent avec lésion du faisceau de His (présentation de pièces). (*Société médicale des hôpitaux*, Paris, janvier 1909.)

STACKLER. Compression du pneumogastrique par aorte très dilatée. (*Revue de Médecine*, 1882, p. 404.)

STENGEL. *Amer. Journ. of the med. Sciences*, 1905.

STIÉNON (L.). Sur les altérations pathologiques des cellules ganglionnaires du cœur. (*Archives des maladies du cœur*, Paris, 1910, p. 530.)

STOERK (E). Contribution à l'étude de la maladie de Stokes-Adams. (*Zeitschr. f. exper. Pathol. u. Therap.*, vol. XI.)

STOKES. Observations on some cases of permanently slow pulse. (*Dublin O. M. J. Sc.*, 1846, p. 73.) *Traité des maladies du cœur et de l'aorte*. (Traduction Senac, Paris, 1864, p. 308.)

STOKES (Kennet). Arythmie sinusale associée avec des crises angineuses de type vaso-moteur. (*Heart*, London, mars 1910, n° 4.)

TAWARA. *Das Reizleitungssystem des Säugetiereherzens*. (Iéna, 1906, in-8°.) — *Arch. für Physiol. von Pflügger*, 1906. — Die topographie und Histologie der Brückenfasern. (*Centralblatt für Phys.*, 1905.)

TAYLOR (F.). A clinical lecture on Adams-Stokes disease. (*Clin. Journ.*, London, 1910-1911.)

THAYER (W. S.) et PEABODY (F. W.). Etude de deux cas de syndrome d'Adams-Stokes avec « heart-block ». (*Arch. of intern. Med.*, mars 1911, p. 289-322.)

THOMPSON (Peter). Notes sur le développement du cœur. (*Brit. med. Journ.*, London, 1909.)

THOREL. Vorläufige Mitteilung über eine besondere Muskelverbindung zwischen der Cava superior und dem Hischen Bündel. (*Münch. med. Woch.*, 1909.)

THOREL. Structure du nœud sino-auriculaire ; ses rapports avec la veine cave supérieure et le faisceau de Wenckeback. (*Münch. med. Wochenschr.*, 1911, n° 4.) — (Hertzl. *Verein in Nürnberg*, 21 janvier 1909.)

TOMASZEWSKI (Z.). Stokes-Adams' symptomcomplex. (*Lwow. tygodn lek.*, 1911.)

TRIBOULET, GOUGEROT et CLARET. *Société médicale des hôpitaux*, Paris, 17 mars 1905.

VAITH (A.) et MACKENSIE (J.). Récentes recherches sur l'anatomie du cœur. (*Lancet*, London, janvier 1910.)

VAQUEZ (H.) Contribution à l'étude des arythmies : le pouls lent et l'épreuve de l'atropine. (*Bulletin et mémoires de la Société médicale des hôpitaux*, Paris, 26 juillet 1907.) — Battements du cœur et arythmies. (*Semaine médicale*, Paris, octobre 1909.) — Sur la signification de l'électro-cardiogramme. (*Société de Biologie*, Paris, juillet 1911, *Compte rendu*, p. 28-30.) — *Les arythmies*. (Paris, Baillière, 1911, in-8°.) — Pronostic et traitement des arythmies. (*Archives des maladies du cœur*, Paris, 1911, p. 30.) — L'extrasystole. (*Monde médical*, Paris, 1912, p. 513-521.)

VAQUEZ et BORDET. L'examen orthodiagraphique des modifications pathologiques du volume du cœur. (*Archives d'électricité médicale*, Bordeaux, avril 1910.) — L'utilité de la radioscopie et de l'orthodiagraphie dans l'examen du cœur. (*Archives d'électricité médicale*, Bordeaux, 1911, p. 261-273.) — *Le cœur et l'aorte. études radiographiques*. (Paris, Baillière, 1913, in-8°.)

VAQUEZ, CLERC et ESMEIN. Étude physiologique d'un cas de pouls lent permanent à l'aide des divers procédés d'inscription. (*Société médicale des hôpitaux*, Paris, 17 décembre 1909.)

VAQUEZ et ESMEIN. Phases évolutives du syndrome de Stokes-Adams en rapport avec les lésions du faisceau de His. (*Bulletin de la Société médicale des hôpitaux*, Paris, novembre 1908.) — Les bradycardies. (*Archives des maladies du cœur*, Paris, 1910, p. 732-739.) — Des bradycardies. (*Congrès français de médecine*, 1910.) — *Société médicale des hôpitaux de Paris*, 1907.

VAQUEZ et LAUBRY. Sur le traitement spécifique des aortites syphilitiques et des anévrysmes de l'aorte. (*Archives des maladies du cœur*, Paris, 1912, p. 561.)

VERDON. Pouls jugulaire. (*Lancet*, 25 janvier 1913.)

VICKERY. *Boston med. and Surgical Journal*, 1908, n° 14, p. 435.

VOLHARDT. *Arch. f. Klin. Mediz.*, 1909.

WALEDINSKY. *Nerfs et ganglions du cœur*, 1 vol., Tomsk, 1908.

WALLER (A. D.) Phénomènes électriques du cœur humain. (*Archives de physiologie*, Paris, 1890.) — The Electrocardiogramme of man and of the dog as shown bi Einthoven's string galvanometer. (*Lancet*, London, 1909.)

Walter et von Wyss. Contribution à l'étude clinique de l'électrocardiogramme (*Deutsch. Arch. f. Klin Med.*, 1911.

Weber (A). — Développement du cœur. (*In*: Poirier et Charpy, *Traité de l'anatomie humaine*, Paris, 1912, 3e édition.)

Weiss (G.). Le galvanomètre à corde et l'électro-cardiographie. (*Presse médicale*, Paris, 24 avril 1909.)

Wenckeback. *L'arythmie*. (Leipzig, 1903, in-8°.) — *Arch. f. Anat. u. Physiologie*, 1907. — Les irrégularités du cœur. (*Archives des maladies du cœur*, Paris, 1908, p. 65-84.) — *Brit. med. Journal*, 19 novembre 1910.)

Zeri. La bradycardia parziale a ventriculare, studio semeilogico, clinico et patogenetico. *Morgagni*, Milano, 1909.) — *Il policlino*, *Dez*, 1903, rapporté in *Münchener mediz. Wochensch.*, 1904, p. 491.

Zwalnwenburg (J. G. van). Some observations on heartblock. (*Arch. int. med.*, Chicago, 1911.)

TABLE DES MATIÈRES

Imp. Téqui et Guillonneau, 3 bis, rue de la Sablière, Paris. — 27-6-13

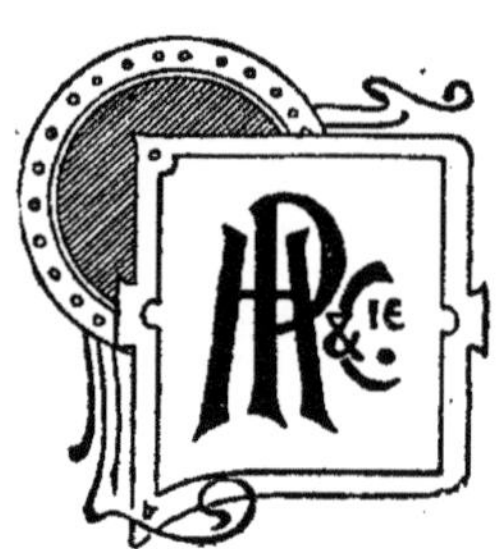

www.ingramcontent.com/pod-product-compliance
Ingram Content Group UK Ltd.
Pitfield, Milton Keynes, MK11 3LW, UK
UKHW020340230726
13925UKWH00003B/889

9 782013 556118